DR. ANDREA FLEMMER

Ich helfe mir selbst – Arthrose

Die besten Maßnahmen für zu Hause
Richtig bewegen und ernähren

4 **VORWORT**

7 **ARTHROSE – DAS SOLLTEN SIE WISSEN**
8 **Das gesunde Gelenk**
8 Die verschiedenen Gelenktypen
9 So ist ein Gelenk aufgebaut
12 **Das arthrotische Gelenk**
13 Vier Stadien der Arthrose
13 Die Ursachen der Arthrose
15 Typische Beschwerden bei Arthrose
18 Arthrose diagnostizieren
20 Arthrose behandeln
21 **Selbsthilfe bei Arthrose – so arbeiten Sie mit diesem Buch**
22 Die Grenzen der Selbsthilfe
23 Wenn gar nichts mehr hilft: Gelenkersatz

27 **ARTHROSE KONSERVATIV BEHANDELN**
28 **Das Gelenk entlasten und stützen**
28 Moderne Einlagen
29 Orthesen und Bandagen
30 **Physiotherapie**
31 Bewegungstherapie – Krankengymnastik
32 Ergotherapie
33 Wärmetherapie
34 Kältetherapie
36 Schwefelbäder
37 Elektrotherapie
38 Isometrisches Muskeltraining
41 Biofeedback
42 **Medikamente gegen Schmerzen**
43 Rezeptfreie Medikamente
45 Wie schnell wirken die Schmerzmittel?
45 **Radiosynoviorthese bei entzündetem Gelenk**

49 GESUND ESSEN UND IN BEWEGUNG BLEIBEN

50 **Gesunde Ernährung bei Arthrose**

52 Entzündungshemmende Ernährung

56 Vitamine, Mineralstoffe, Spurenelemente

62 Geeignete Lebensmittel auf einen Blick

65 Warum Normalgewicht so wichtig ist

68 Abnehmen – so gelingt es

73 Heilfasten bei Arthrose

78 **In Bewegung kommen**

78 Geschmeidige Gelenke durch Bewegung

79 Die richtige Sportart finden

84 Spezielles Arthrosetraining

86 Tai-Chi und Qigong für Beweglichkeit und Gelassenheit

89 SANFTE HILFE FÜR DIE GELENKE

90 **Heilpflanzen gegen Arthrose**

91 Heilpflanzen zur inneren Anwendung

100 Heilpflanzen zur äußeren Anwendung

108 Heilpflanzen aus dem Regenwald zur inneren und äußeren Anwendung

112 Alle Heilpflanzen in der Übersicht

114 **Weitere Verfahren aus der Naturheilkunde**

114 Behandlung mit medizinischen Blutegeln

117 Schröpfen

119 Kohlwickel

120 Quarkwickel

121 Grünlippmuschelextrakt

122 Kollagen-Hydrolysat

124 Weihrauch

126 Therapie im Radon-Heilstollen

129 ANHANG

129 **Hilfreiche Adressen**

130 **Register**

VORWORT

Liebe Leserin, lieber Leser,

Arthrose oder Gelenkverschleiß betrifft viele Menschen. Allein bei uns in Deutschland leiden rund acht Millionen Menschen daran, das ist umgerechnet fast jeder Zehnte. Mit steigendem Alter wächst das Risiko, eine Arthrose zu bekommen. Nur 4 % der 20-Jährigen haben sie, bei den 45- bis 65-Jährigen ist schon jeder Dritte an Arthrose erkrankt, bei den über 65-Jährigen jeder Zweite, bei den über 70-Jährigen sind es sogar über 70 %. Dabei sind Frauen häufiger betroffen als Männer. Der Verschleiß beginnt – meist unmerklich – bereits ab dem 30. Lebensjahr, ab Mitte 30 sind Menschen mit völlig unauffälligen Gelenkknorpeln in der Minderheit und Jahr für Jahr werden es weniger. Allerdings ist es individuell sehr unterschiedlich, wie früh die Arthrose einsetzt und wie schnell sie voranschreitet.

Zwar ist Arthrose häufig von Schmerzen begleitet, aber nicht immer. Ob Ihre Arthrose schmerzt, hängt unter anderem stark von Ihrem persönlichen Verhalten ab – und davon, ob Sie entsprechende Maßnahmen ergreifen.

Um Ihnen dabei zu helfen, dass Ihre Arthrose möglichst beschwerdefrei bleibt, habe ich dieses Buch geschrieben. Ich biete Ihnen bewährte Selbsthilfemaßnahmen an, die Schmerzen lindern und sogar ganz beseitigen können. Mit diesem Buch werden Alternativen ausgeschöpft, die kaum oder nur wenig Nebenwirkungen haben. Sie erfahren alles über hilfreiche pflanzliche Arzneimittel, aber auch über die richtige Ernährung und über die Möglichkeiten, die Ihnen Bewegung bietet. Ich beschreibe, welche konventionellen nicht medikamentösen Therapien (z. B. Physiotherapie) förderlich sind und wie sie mit alternativen Methoden sinnvoll kombiniert werden können – dies nennt man „Integrative Medizin".

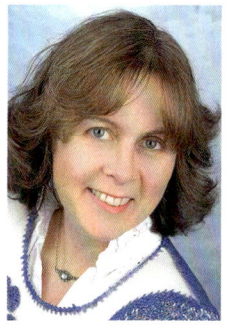

Es gibt viele Möglichkeiten, etwas zu tun. Die Arthrose-Arten, aber auch die Menschen sind sehr verschieden, daher wirkt nicht jede Methode bei jedem. Das heißt, Sie müssen wahrscheinlich ein paar Methoden und auch Kombinationen testen, um zu sehen, was bei Ihnen funktioniert. Geben Sie nicht auf, wenn es nicht sofort klappt. Probieren Sie es einfach weiter.

Die Behandlung der Arthrose kostet jedes Jahr mehrere Milliarden Euro. Dieser wachsende Markt ist hart umkämpft und nicht immer steht das Wohl der Patienten im Mittelpunkt. Dieses Buch soll Ihnen helfen, die Spreu vom Weizen zu trennen. Außerdem sollen Sie selbst entscheiden können, auf welche vorbeugenden und therapeutischen Maßnahmen Sie setzen wollen. Deshalb rate ich Ihnen von manchen Methoden ab, die oft teuer sind, deren Nutzen fraglich ist oder deren Nebenwirkungen heftig sind. Nur was nachweislich gut verträglich und risikoarm ist, empfehle ich zur Selbsthilfe.

Dass Ihre Beschwerden mit den vorgeschlagenen Maßnahmen verschwinden, wünscht Ihnen

Dr. Andrea Flemmer

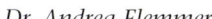

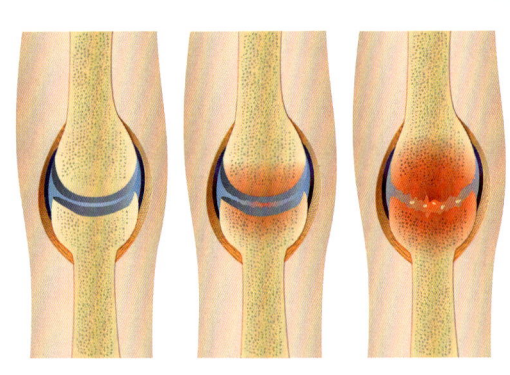

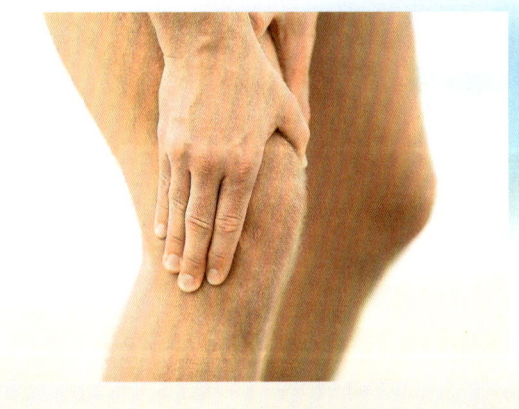

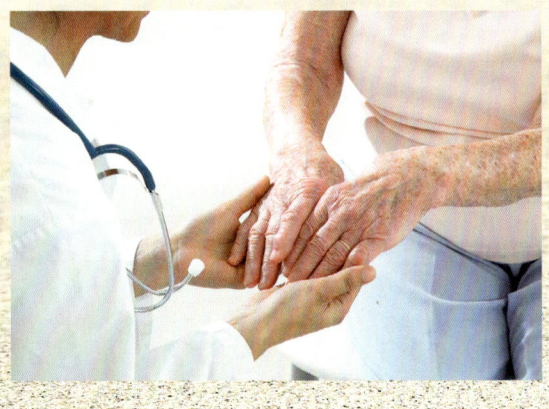

ARTHROSE –
DAS SOLLTEN
SIE WISSEN

Unsere Gelenke sind täglich im Einsatz. Wir brauchen sie und möchten, dass sie lange gesund bleiben. In diesem Kapitel erfahren Sie, wie unsere Gelenke überhaupt funktionieren, was sie benötigen, um intakt zu bleiben, was passiert, wenn dennoch eine Arthrose eintritt, und welche Formen der Arthrose es gibt.

Das gesunde Gelenk

Mehr oder weniger bewusst bewegen wir uns den ganzen Tag: Wir drehen uns, strecken uns, wir greifen, laufen, gehen oder springen – und das unzählige Male. Dass dies möglich ist, verdanken wir unseren Gelenken, den beweglichen Verbindungsstücken zwischen den Knochenenden. Sie machen es möglich, dass die Knochen sich auch gegeneinander bewegen können. Die Gelenke erfüllen drei wichtige Aufgaben:

!

Die Gelenke sorgen dafür, dass wir uns bewegen können.

- Ohne Gelenke ist keine Bewegung möglich. Die Gelenkschmiere, ein Flüssigkeitsfilm, der von der inneren Gelenkschleimhaut gebildet wird, sorgt dafür, dass sie beweglich sind.
- Gelenke federn harte Bewegungen ab. Das gelingt ihnen dank des Gelenkknorpels, des „Stoßdämpfers" in den Gelenken. Dieser glatte, elastische Überzug schützt das Gelenk und sorgt für einen reibungslosen Ablauf der Bewegung.
- Gelenke geben uns Halt. Spezielle Strukturen im Gelenk können bestimmte Bewegungen erlauben und andere verhindern. So sind unsere Gelenke gegen falsche Bewegungen geschützt.

Die verschiedenen Gelenktypen

Die Form eines Gelenks und die umgebenden Strukturen wie Muskulatur, Bänder und Kapseln bestimmen seinen Bewegungsspielraum. Grundsätzlich können Gelenke sich um eine, zwei oder drei Achsen bewegen.

Das Kugelgelenk ist das beweglichste Gelenk. Es besitzt einen kugelförmigen Gelenkkopf und dazu eine passend geformte Gelenkpfanne. Seine drei Bewegungsachsen ermöglichen Bewegungen in sechs verschiedene Richtungen. Ein Beispiel für ein Kugelgelenk ist das Hüftgelenk: Sie können Ihre Beine nach vorn und hinten sowie nach rechts und links bewegen, außerdem nach innen und außen drehen. Auch das Schultergelenk ist ein dreiachsiges Gelenk und lässt sich kreisförmig bewegen.

Das Eigelenk ist ellipsenförmig und besteht aus einem konkaven Gelenkkopf und einer konvexen Gelenkpfanne. Das Eigelenk besitzt zwei Bewegungsachsen, man kann Beuge- und Streckbewegungen und Bewegungen von einer Seite zur anderen ausführen. Ein Beispiel ist das Handgelenk: Sie können Ihre Hand beugen und strecken, nach rechts oder links bewegen und auch drehen.

Das Sattelgelenk besteht aus zwei sehr ähnlichen Gelenkflächen. Beide sehen aus wie ein Sattel, sie liegen nur versetzt aufeinander. Das Sattelgelenk besitzt zwei Gelenkachsen, ein Beispiel dafür ist das Daumengrundgelenk: Ihr Daumen ist mit einem Sattelgelenk mit der Hand verbunden, auf diese Weise können Sie mit ihm Vor- und Rückwärtsbewegungen sowie Bewegungen von einer Seite zur anderen durchführen.

Das Scharniergelenk arbeitet nur in einer Achse, es ermöglicht lediglich Bewegungen nach vorn und hinten. Ein walzenförmiger Gelenkkopf liegt in einer rinnenartigen Gelenkpfanne, wie bei einem Türscharnier. Ihr Ellenbogengelenk ist ein Scharniergelenk: Der Unterarm lässt sich nur beugen und strecken. Auch die Finger- und Zehengelenke zählen zu den Scharniergelenken.

Das Zapfengelenk bzw. Drehgelenk funktioniert ebenfalls einachsig, in diesem Fall ist nur eine Drehbewegung – Einwärts- oder Auswärtsbewegung – möglich. Eine Gelenkfläche ist geformt wie ein Zapfen, die andere ist rillenförmig. Das beste Beispiel für ein Zapfengelenk ist das Radio-Ulnar-Gelenk des Ellenbogens, das es Ihnen erlaubt, den gestreckten Arm einwärts und auswärts zu drehen.

So ist ein Gelenk aufgebaut

Jedes Gelenk besteht aus den Gelenkflächen der beteiligten Knochen, aus dem Gelenkspalt und der Gelenkkapsel.

!

Dank der Gelenk-
kapsel ist das
Gelenk gegen Druck
und Stöße von
außen geschützt.
Zusätzlich stabili-
siert die Muskula-
tur das Gelenk.

Die Gelenkflächen sind mit Knorpel überzogen. Die Gelenkkapsel ist eine bindegewebige Hülle, die das gesamte Gelenk um-
schließt und stabilisiert. Sie schließt das Gelenk nach außen luftdicht ab, der so entstehende Raum wird Gelenkhöhle genannt.
Die Gelenkflächen werden durch einen hauchdünnen Spalt ge-
trennt.

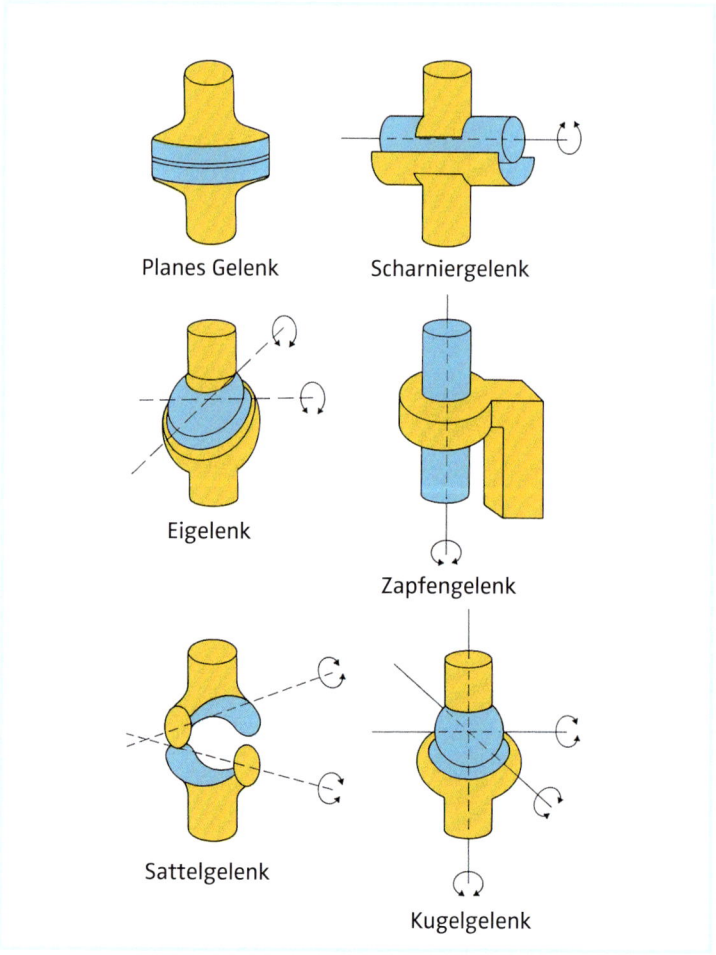

Planes Gelenk

Scharniergelenk

Eigelenk

Zapfengelenk

Sattelgelenk

Kugelgelenk

Die verschiedenen
Gelenkformen.

Beim Gelenkknorpel handelt es sich um ein widerstands-
fähiges und gleichzeitig elastisches Material, das die Knochen
überzieht und schützt. Er sitzt als millimeterdünne, extrem ro-
buste, schützende, elastische Gleitschicht auf den beiden Knochenenden, die das Gelenk bilden. Er verhindert im Normalfall,
dass die Knochen aufeinander reiben und besteht aus einem
dichten Netzwerk aus Knorpelzellen und elastischen Kollagenfasern.

Die Knorpelflächen berühren sich in einem gesunden Gelenk
nicht unmittelbar. Zwischen den Gelenken befindet sich ein Flüssigkeitsfilm aus Gelenkschmiere (Synovia), die den schmalen Ge-

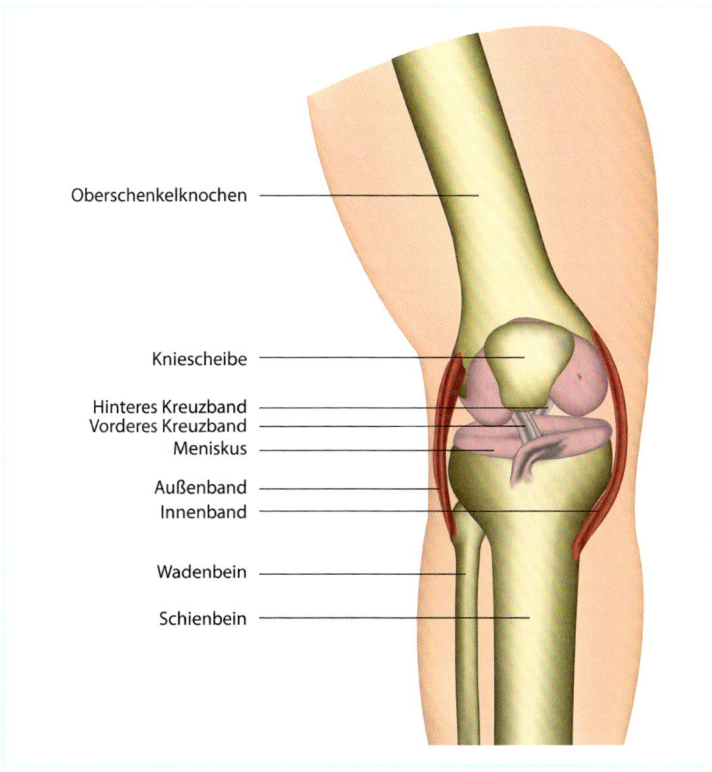

So sieht ein gesundes
Kniegelenk aus.

Oberschenkelknochen

Kniescheibe

Hinteres Kreuzband
Vorderes Kreuzband
Meniskus

Außenband
Innenband

Wadenbein

Schienbein

lenkspalt zwischen den Knorpelflächen ausfüllt. Diese Gelenk-schmiere wird von der Innenhaut der Gelenkkapsel produziert, sie ermöglicht es, dass die Gelenkflächen reibungslos aufeinan-der gleiten und versorgt den Knorpel mit lebenswichtigen Nähr-stoffen.

Der Knorpel ist nicht an den Blutkreislauf angebunden. Des-halb muss er durch die Gelenkschmiere mit Nährstoffen versorgt werden. Man kann sich das wie eine Pumpe vorstellen: Bei jeder Bewegung gelangt sauerstoff- und nährstoffreiche Schmiere in den Gelenkspalt. Bewegt man sich nicht genug, erhält der Knor-pel zu wenig Nährstoffe.

Ein gesundes Gelenk schmiert sich selbst. Dazu saugt sich der Gelenkknorpel bei Entlastung ähnlich wie ein Schwamm mit der Gelenkflüssigkeit voll. Unter Belastung wird diese Flüssigkeit wie-der aus dem Gelenkknorpel herausgepresst, und zwar am stärks-ten dort, wo die höchste Belastung vorliegt. Bei diesem Vorgang entsteht ein Gleitfilm, der die Gelenkflüssigkeit und die Gelenk-teile voneinander trennt.

Schließlich befinden sich zwischen einigen Gelenken knor-pelartige Gewebe wie zum Beispiel der Meniskus im Kniegelenk oder die Bandscheiben zwischen den Wirbelkörpern. Sie sind wichtige Strukturen in dem Gelenk, denn sie schützen es vor Stö-ßen, Druck oder Zug. Indem sie ihre Aufgabe als Stoßdämpfer und Druckverteiler erfüllen, bewahren sie das Gelenk vor Ver-schleiß.

Das arthrotische Gelenk

Arthrose ist eine Gelenkerkrankung, die auf Abnutzung beruht. Das normalerweise reibungslos funktionierende Gelenk ist mehr oder weniger stark geschädigt, je nachdem in welchem Stadium sich die Krankheit befindet.

> **!**
>
> Da der Knorpel nicht an den Blutkreislauf angebunden ist, muss er durch die Gelenkschmiere mit Nährstoffen versorgt werden.

Vier Stadien der Arthrose

Ausgangspunkt ist eine Schädigung des Gelenkknorpels, die anfangs sehr gering und oberflächlich sein kann, sich aber ausbreitet. Der Knorpel wird immer dünner und rauher, er nutzt sich immer mehr ab. Die Knorpelflächen reiben zunehmend aufeinander, es können sich Partikel ablösen, die das Reiben noch verstärken. Das ist das erste Stadium der Krankheit.

Im zweiten Stadium ist der Knorpel deutlich geschädigt. Er ist nicht mehr glatt, die Gelenkbewegung ist bereits etwas beeinträchtigt.

Das dritte Stadium ist davon gekennzeichnet, dass im angrenzenden Knochen Umbauprozesse stattfinden, was im Röntgenbild zu sehen ist und das entscheidende Zeichen für eine Arthrose ist. Die Schmerzen und Bewegungseinschränkungen nehmen zu, die betroffenen Gelenke sind nun häufiger entzündet.

Im vierten Stadium ist der Gelenkknorpel vollständig abgetragen. Es treten Veränderungen im Bereich des gelenknahen Knochens, der Gelenkschleimhaut, der Gelenkkapsel sowie der Muskulatur, die das Gelenk umgibt, auf. Wird dem nichts entgegengesetzt, kann es zur Zerstörung des gesamten Gelenkapparates kommen. Damit verbunden sind sehr starke Schmerzen, und das Gelenk kann teilweise nicht mehr bewegt werden.

Die Ursachen der Arthrose

In der Medizin wird Arthrose inzwischen vor allem als chronische Entzündungskrankheit angesehen. Das heißt: Entzündungen führen zu Knorpelabbau und Schmerzen. Am Anfang steht eine Schädigung des Gelenkknorpels durch eine Verletzung oder eine Infektion, auf deren Boden entwickelt sich dann bei entsprechenden Einflüssen die Gelenkzerstörung, die Arthrose.

Ist das Gelenk geschädigt, gibt es verschiedene Risikofaktoren, die den Verschleiß fördern. Dazu gehört vor allem eine Fehlbelastung oder Überlastung des Gelenks durch Übergewicht

> **!**
>
> Stoffwechselstörungen, eine Infektion, eine Verletzung oder auch Entzündungsprozesse können den Knorpel beeinträchtigen.

oder dauerhafte Fehlhaltungen. Aber auch der natürliche Verschleiß des Knorpels im normalen Alterungsprozess spielt eine Rolle.

Bei Übergewicht werden die Gelenke stark beansprucht, was im Zusammenspiel mit weiteren Faktoren eine Arthrose fördern kann. Auch bei Fehlhaltungen wie X- oder O-Beinen wird das Kniegelenk überlastet, da es nicht gleichmäßig belastet wird, sondern das Gewicht entweder nur auf die innere oder die äußere Seite wirkt. Diese seitlichen Gelenkstrukturen sind weniger elastisch und stabil und daher für eine Arthrose deutlich anfälliger. Großer körperlicher Einsatz im Beruf sowie Extrem- oder Leistungssport bedeutet ebenfalls eine übermäßige und einseitige Belastung der Gelenke und begünstigt somit die Entstehung einer Arthrose.

Weiterhin gelten Unfälle als Risikofaktor – bei rund einem Drittel aller Patienten ist die Arthrose Spätfolge eines Unfalls. Meniskus- und Kreuzbandverletzungen des Knies verringern die

Eine Gelenkentzündung wird als Arthritis bezeichnet; Arthrose ist der Verschleiß der Gelenke.

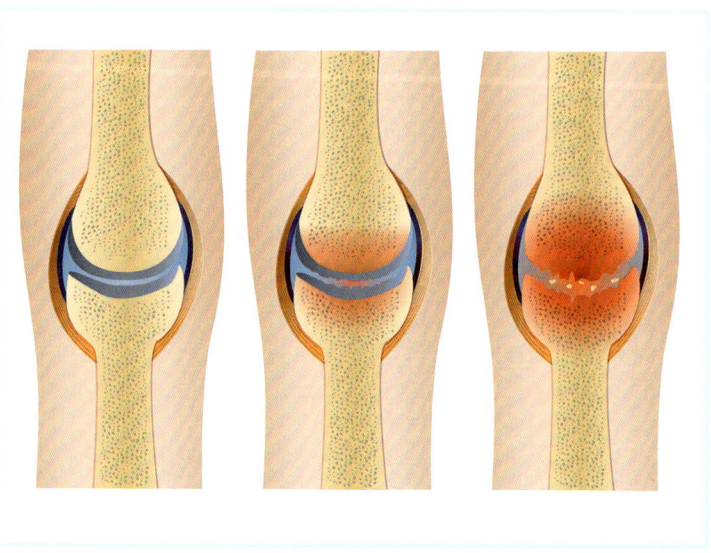

Stabilität des Kniegelenks und begünstigen so eine frühzeitige Gelenkabnutzung. Wenn Sie solche Verletzungen haben, sollten Sie Ihre Gelenke vor starken Über- und Fehlbelastungen schützen.

Ein weiterer wichtiger Faktor, der die Entstehung einer Arthrose fördern kann, ist mangelnde Bewegung. Sie führt dazu, dass nicht ausreichend Gelenkflüssigkeit gebildet wird, dadurch wird der Gelenkknorpel nicht mehr genügend mit Nährstoffen versorgt und verliert seine Elastizität.

Nicht zuletzt kommen Hormon- und Stoffwechselstörungen wie Gicht, Diabetes mellitus, eine Über- oder Unterfunktion der Schilddrüse oder die nachlassende Produktion der weiblichen Sexualhormone in den Wechseljahren als Faktoren in Betracht, die Arthrose fördern.

So unterschiedlich diese Faktoren auch sind, eines haben sie doch gemeinsam: Sie beeinflussen nicht nur die mechanischen Abläufe im Gelenk, sondern wirken sich auch negativ auf den Stoffwechsel des Gelenkknorpels aus.

Typische Beschwerden bei Arthrose

Zu Beginn der Erkrankung ist ausschließlich der Gelenkknorpel vom Verschleiß betroffen, doch im Laufe der Zeit breitet sich die Arthrose auf alle Strukturen des Gelenks aus. Dies ist eine Erklärung dafür, dass viele Betroffene anfangs keine oder kaum Schmerzen haben und ihre Gelenke voll belasten können. Denn das Knorpelgewebe besitzt weder Nerven noch Blutgefäße, es ist also auch nicht schmerzempfindlich. Das ändert sich jedoch im weiteren Verlauf der Arthrose, wenn der Knorpel immer mehr geschädigt ist. Teilweise heftige Schmerzen sind dann leider oft an der Tagesordnung. Typisch ist der sogenannte Anlaufschmerz, wenn also die ersten Bewegungen nach einer Ruhephase besonders schmerzhaft sind, zum Beispiel die Schmerzen beim Aufstehen aus einem Sessel. Sind die Gelenke dann warm, sozusagen

!

Anlaufschmerzen oder Morgensteifigkeit sind typische Beschwerden einer Arthrose im frühen Stadium.

„eingelaufen", lässt der Schmerz in der Regel nach, kann aber bei längerer oder stärkerer Belastung wieder kommen. Diese Phase kann sich über mehrere Jahre hinziehen.

Wird die Arthrose nicht behandelt, kommen im weiteren Verlauf Muskelverspannungen und Bewegungseinschränkungen dazu sowie Schmerzen, die auch im Ruhezustand auftreten. Das Gelenk wird zunehmend unbeweglicher und steifer. Im fortgeschrittenen Stadium kann auch eine sehr schmerzhafte Entzündung auftreten, verbunden mit einer Schwellung im betroffenen Gelenk, das nennt der Arzt dann aktivierte Arthrose. Die Bewegungsfreiheit des Gelenks wird immer weiter eingeschränkt, bis das Gelenk sich schließlich verformt und versteift.

Im Verlauf einer Arthrose können auch schon im Ruhezustand Schmerzen auftreten.

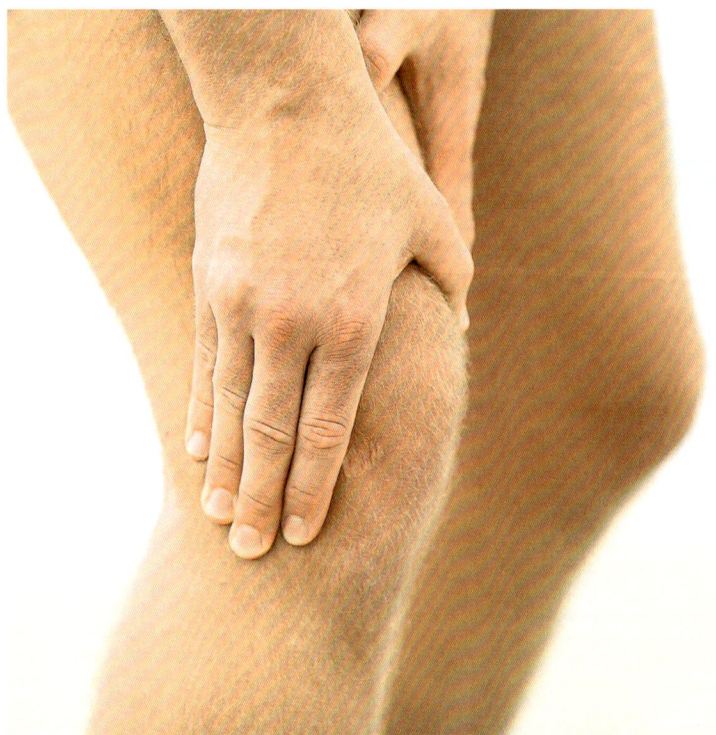

Die Beschwerden bei einer Arthrose auf einen Blick:

- Anlaufschmerzen
- Morgensteifigkeit
- Knirschen im Gelenk
- Belastungsschmerzen
- im fortgeschrittenen Stadium Ruheschmerzen
- verspannte Muskeln und Sehnen
- eingeschränkte Beweglichkeit
- Schonhaltung
- Gelenkentzündungen (aktivierte Arthrose)
- Gelenkerguss (vor allem bei Kniearthrose)
- Gelenkschwellungen
- Muskelschwäche
- Instabilität des Gelenks mit eventuellen Fehlstellungen

!

Eine Arthrose ist im Anfangsstadium oft nicht schmerzhaft.

Formen der Arthrose

Man unterscheidet zwischen primärer und sekundärer Arthrose. Bei der primären Arthrose ist die Ursache nicht bekannt, es wird eine biologische Minderwertigkeit des Knorpelgewebes angenommen. Bei der sekundären Arthrose lässt sich hingegen ein Auslöser bestimmen, zum Beispiel mechanische Überlastung, Fehlstellung der Gelenke, genetische Faktoren, entzündliche Veränderungen („aktivierte Arthrose", Arthritis) oder metabolische Störungen. Alter, Übergewicht und mangelnde Bewegung gelten als zusätzliche Risikofaktoren, wie oben beschrieben.

Prinzipiell kann eine Arthrose an jedem Gelenk auftreten, einige Gelenke sind jedoch besonders anfällig für Knorpelschäden, und zwar diejenigen, die ständig stark beansprucht werden. So sind Hüften, Knie, Hände und Schultern am häufigsten betroffen. Von Polyarthrose oder multipler Arthrose spricht man, wenn sie an mehreren Gelenken gleichzeitig auftritt.

Arthrose diagnostizieren

Wenn Sie zu Ihrem Arzt gehen, weil Ihr Gelenk schmerzt, muss der Arzt zuerst einmal feststellen, ob die Schmerzen aus dem Gelenk selbst stammen oder aus den Sehnen und Muskeln, die das Gelenk umgeben, oder ob vielleicht eine ganz andere Ursache vorliegt. Denn auch eine rheumatoide Arthritis, Gicht oder sogar chronisch-entzündliche Darmerkrankungen können Gelenkschmerzen verursachen. Diese Möglichkeiten muss Ihr Arzt ausschließen, bevor eine Arthrosebehandlung beginnen kann.

Erschwert wird die Diagnose dadurch, dass die Arthrose sehr unterschiedlich verlaufen kann. Bei einem Patienten ist nur ein Gelenk betroffen, bei einem anderen sind es mehrere Gelenke. Die einen haben kaum Schmerzen und fühlen sich in ihren Alltagsaktivitäten nicht eingeschränkt, bei anderen wird die Arthrose schnell schlimmer und hat erhebliche Bewegungseinschränkungen zur Folge. Darüber hinaus kann die Krankheit auch in Schüben verlaufen: über mehrere Wochen sind die Beschwerden stärker, zwischen den Schüben schwächer oder gar nicht vorhanden. Ein Schub kann auch eine deutliche Verschlechterung zur Folge haben.

Daher ist eine genaue Beschreibung des Schmerzes wichtig: Wie äußert sich der Schmerz? Wann sind die Beschwerden das erste Mal aufgetreten? Waren sie anfänglich beispielsweise nur in Zusammenhang mit bestimmten Belastungen spürbar? All diese Kriterien sollten möglichst genau erfasst werden. Dafür ist es sinnvoll, ein Schmerztagebuch zu führen. Das hilft dem Arzt, die Beschwerden einzuordnen.

Unter Umständen ist eine Blutuntersuchung notwendig, allerdings gibt es keine typischen Arthrose-Marker. Nur bei einer aktivierten Arthrose, also bei einer als Folge der Arthrose entstandenen Entzündung, können Entzündungswerte im Blut erhöht sein.

Für eine endgültige Diagnose ist Röntgen die wichtigste Untersuchung, denn die typischen Veränderungen einer Arthrose sind nur im Röntgenbild zu sehen. Diese Kennzeichen sind:

- ein verengter Gelenkspalt
- Bildung von Knochenausläufern („Osteophyten")
- Verdichtung des Knochens unter dem Knorpel
- Defekte des Knochens unterhalb des Knorpels

!

Um unnötige Strahlenbelastung und auch Kosten zu sparen, legen Sie bei einem Arztwechsel alle bisher angefertigten Befunde vor.

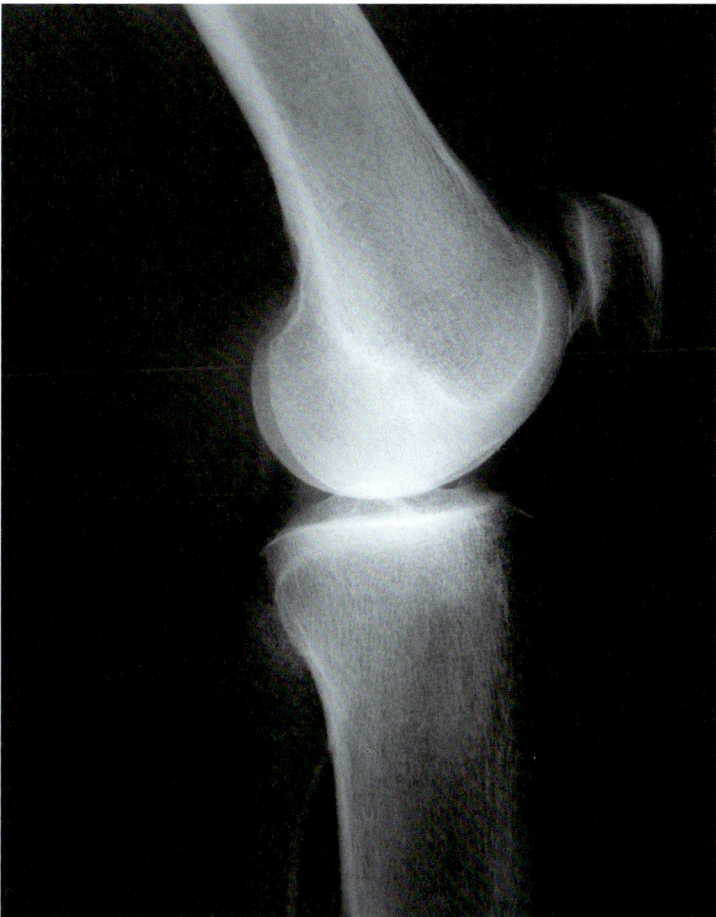

Die typischen Veränderungen am Gelenk sind nur im Röntgenbild zu sehen.

Wenn das Röntgenbild nicht ausreicht, können auch weitere bildgebende Verfahren, wie zum Beispiel der Gelenkultraschall (Sonografie) zum Einsatz kommen. So können Veränderungen an Sehnen, Schleimbeuteln, Gelenkkapseln, Nachweis von Blutungen oder Sehnenrissen erkannt werden.

Ihr Arzt wird darüber hinaus das Gelenk abtasten, die Funktion überprüfen, die Stabilität der Bänder und umgebenden Muskeln untersuchen. Er prüft Ihr Gangbild beziehungsweise Ihre allgemeine Beweglichkeit und nimmt das betroffene Gelenk auf Bewegungsumfang, Schmerzhaftigkeit, Schwellungen und andere Veränderungen näher in Augenschein. Bei einer solchen Untersuchung ist auch ein Erguss, zum Beispiel am Kniegelenk, zu erkennen. So gewinnt der Arzt einen ersten Eindruck davon, wie weit der Gelenkverschleiß fortgeschritten ist und welche Behandlungsschritte ratsam sind.

Arthrose behandeln

!

Da Arthrose nicht heilbar ist, geht es darum, die Beschwerden zu lindern und den Verschleiß so lange wie möglich aufzuhalten.

Ist die Diagnose gestellt und gesichert, wird Ihr Arzt mit Ihnen einen Behandlungsplan erstellen. Was dieser Behandlungsplan umfasst, hängt davon ab, wie weit die Arthrose fortgeschritten ist. In der Regel werden Schmerzmittel verordnet und eventuell Hilfsmittel wie Einlagen oder Spezialschuhe, gegebenenfalls bekommen Sie ein Rezept für Physiotherapie. Vermutlich wird Ihr Arzt Ihnen auch dazu raten, Ihren Lebensstil zu überdenken, was Ernährung und Bewegung angeht.

Selbsthilfe bei Arthrose – so arbeiten Sie mit diesem Buch

Sie waren also beim Arzt, und es wurde eine Arthrose diagnostiziert. Er hat Ihnen ein Rezept für Schmerzmittel ausgestellt und Ihnen vielleicht geraten, Ihre Ernährung umzustellen, sich mehr zu bewegen etc. Da es bei der Behandlung von Arthrose nicht nur darum geht, die Schmerzen zu reduzieren, sondern vor allem auch die Beweglichkeit und Lebensqualität zu verbessern bzw. zu erhalten, sind Sie nun gefragt. Sie haben viele Möglichkeiten, sich selbst zu helfen. Darum geht es in diesem Buch.

- **Gelenke entlasten:** Wie ab Seite 28 dargestellt, können verschiedene Hilfsmittel die Gelenke entlasten und Ihre Beschwerden lindern.
- **Physiotherapie:** Ab Seite 30 werden verschiedene Maßnahmen vorgestellt, die zur konservativen Behandlung der Arthrose gehören. Sie werden in der Regel vom Arzt verordnet. So lässt sich mit Krankengymnastik die Beweglichkeit der Gelenke gezielt fördern und die Beschwerden lassen sich verringern. Wärme- und Kälteanwendungen fördern die Durchblutung der Gelenke und lindern Schmerzen. Auch Methoden wie Elektrotherapie und Biofeedback haben zum Ziel, die Schmerzen zu lindern. Für diese Anwendungen brauchen Sie einen Therapeuten, der Sie anleitet oder die Maßnahme durchführt. Je nach Methode können Sie sie auch selbstständig zu Hause anwenden.
- **Ernährung:** Ab Seite 50 können Sie nachlesen, in welcher Weise Lebensmittel die Arthrose beeinflussen. Sie erhalten konkrete Ratschläge, wie Sie mit Ihrer Ernährung Ihre Beschwerden positiv beeinflussen können. Mit der richtigen Ernährung können Sie vor allem entzündliche Prozesse lindern. Wenn Sie abnehmen wollen oder sollten, sind die Tipps ab Seite 68 hilfreich.

- **Bewegung:** Ab Seite 78 erhalten Sie Tipps, wie Sie sich am besten bewegen können oder sollten. Ihr Arzt kann Sie beraten, welches Pensum in Ihrem Fall sinnvoll ist.
- **Pflanzenheilkunde:** Ab Seite 90 stelle ich Ihnen verschieden Möglichkeiten vor, wie Sie mit pflanzlichen Mitteln Ihre Schmerzen und Beschwerden lindern können. Sie haben deutlich weniger Nebenwirkungen und helfen meist genauso gut.
- **Naturheilmittel:** Ab Seite 114 lernen Sie einige teilweise sehr alte Naturheilverfahren kennen, mit denen Sie Ihre Gelenkbeschwerden erfolgreich und nebenwirkungsfrei lindern können.

Die Grenzen der Selbsthilfe

All die Ratschläge im Buch beziehen sich auf bei Beschwerden rund um Arthrose. Bei anderen Gelenkerkrankungen oder wenn zusätzlich zur Arthrose Probleme auftreten, sollten Sie einen Arzt aufsuchen:

Ob eine Arthrose vorliegt, kann nur der Arzt feststellen.

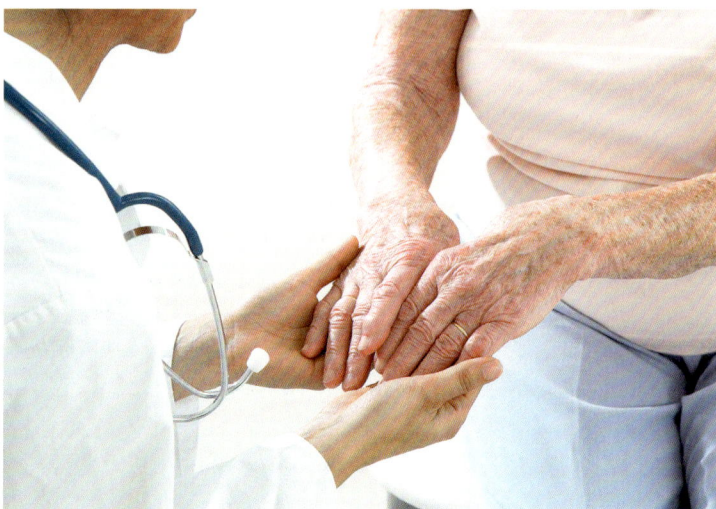

- Bei einer Verletzung ist ein Gelenk, die Wirbelsäule oder der Brustkorb mit betroffen.
- Ein Gelenk schmerzt, ist vielleicht sogar geschwollen, schlechter beweglich und die Haut darüber gerötet.
- Ein oder mehrere Gelenke schmerzen gleichzeitig oder eins nach dem anderen (wandernder oder springender Schmerz) – auch bei Kindern!
- Ein Gelenk erzeugt bei typischen Bewegungen ein schmerzhaftes Schnappen.
- Gelenke sind nachts oder frühmorgens schmerzhaft und/oder morgens nach dem Aufstehen länger steif. Dauert dies etwa bis zu einer Stunde, ist das ein Hinweis auf eine andere Erkrankung als Arthrose und muss abgeklärt werden.
- Treten zusätzlich zu Ihrer Arthrose bzw. den Gelenkschmerzen Begleitsymptome auf, wie Krankheitsgefühl, Hautausschlag (auch im Genitalbereich), Fieber, Schüttelfrost, Gewichtsverlust, Müdigkeit etc., muss ein Arzt hinzugezogen werden, um die Ursache abzuklären.
- Auch bei zusätzlichen Krankheitszeichen wie geröteten oder trockenen Augen, Mundtrockenheit, Sehstörungen, Husten, Auswurf, Durchfall, Brustschmerzen oder Depressionen ist ein Arzt zu konsultieren.

!

Bessern sich die Gelenkschmerzen trotz der Selbsthilfemaßnahmen nicht oder verschlechtern sie sich akut, dann gehen Sie bitte zum Arzt.

Wenn gar nichts mehr hilft: Gelenkersatz

Wenn die Verschleißerscheinungen der Gelenke zu weit fortgeschritten und mit starken Schmerzen verbunden sind, und wenn auch alle alternativen Methoden nicht mehr helfen, bleibt oft nur noch ein künstliches Gelenk. Das ist und sollte allerdings die letzte Möglichkeit sein, da bei jeder Operation ein Teil des gesunden Knochens geopfert werden muss, um die Prothese zu verankern. Steht bei Ihnen eine Operation zur Debatte, sollten Sie sich genau informieren, welche Möglichkeiten es aktuell gibt.

!

Bei wichtigen medizinischen Entscheidungen sollten Sie immer eine Zweitmeinung einholen.

Knie-Endoprothese und Knie-Endoprothese im Röntgenbild.

Auch sollten Sie eine Zweitmeinung einholen, um sich die Entscheidung zu erleichtern. Krankenkassen unterstützen grundsätzlich diese Maßnahme, einige haben sogar eine eigene Hotline dafür. Davon abgesehen haben Sie als Patient das Recht, sich Ihre komplette Krankenakte und Kopien sämtlicher Untersuchungsbefunde einschließlich Bildmaterial, wie zum Beispiel Röntgenaufnahmen, zeitnah aushändigen zu lassen.

In Deutschland erhalten jedes Jahr etwa 400.000 Menschen eine künstliche Hüfte oder ein künstliches Kniegelenk – und ca. 44.000 Knie- und Hüftprothesen wurden ausgetauscht. Oft hatten sich die Implantate gelockert oder infiziert. Dies kann passieren – mit der Auswahl der Kliniken können Sie das Risiko aber

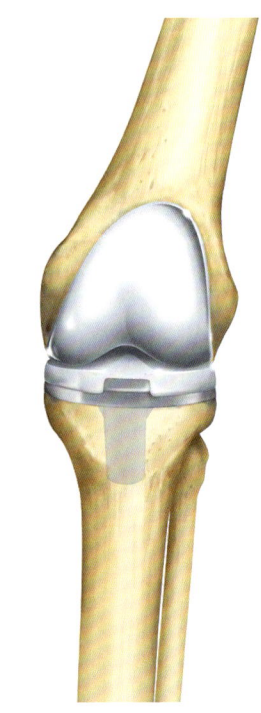

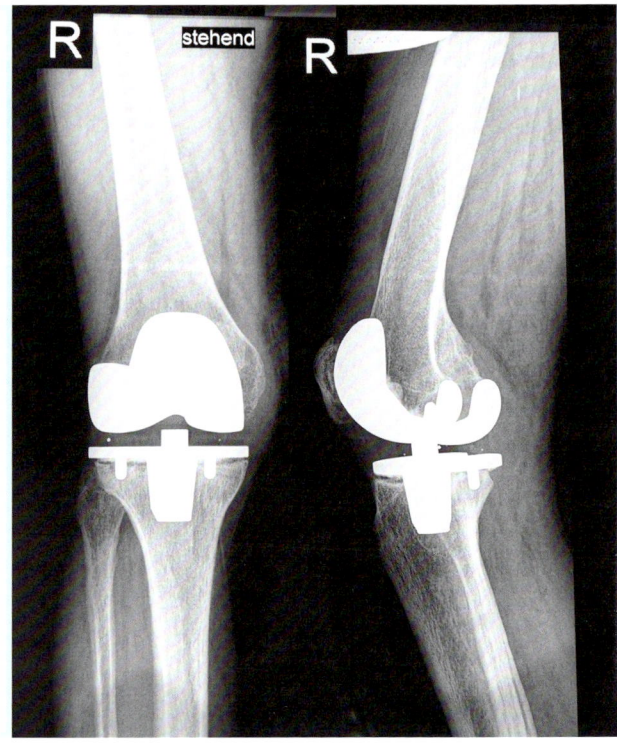

mindern. Kliniken, die viel Erfahrung mit solchen Operationen haben, lassen sich als Endoprothetikzentrum ausweisen. Davon gibt es in Deutschland über 400. Im Internet (www.endocert.de) finden Sie viele Informationen und die Adressen dieser Kliniken. In einem solchen Zentrum können Sie sicher sein, von einem erfahrenen Arzt operiert zu werden. Die Bertelsmann-Stiftung hat mittels einer Studie gezeigt, dass Patienten in spezialisierten Zentren weniger Operationsrisiken ausgesetzt sind.

Krankenhäuser müssen ihre Ergebnisse regelmäßig in einem Qualitätsbericht veröffentlichen. Manche Kliniken stellen ihre Behandlungsresultate zum Beispiel im Rahmen der Initiative Qualitätsmedizin (www.initiative-qualitaetsmedizin.de) frei zur Verfügung. Die Krankenkassen fassen zum Teil die verfügbaren Informationen aus Qualitätsberichten und aus Bewertungen von Patienten zusammen und bieten dies als Service ihren Mitgliedern an.

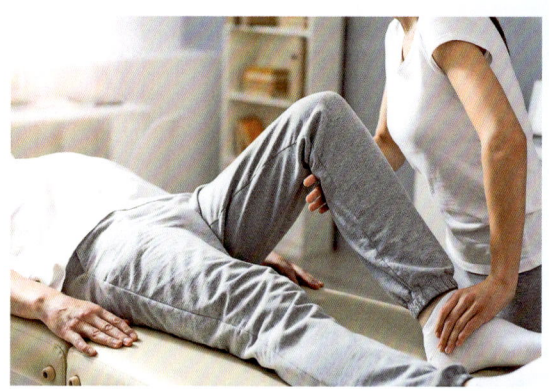

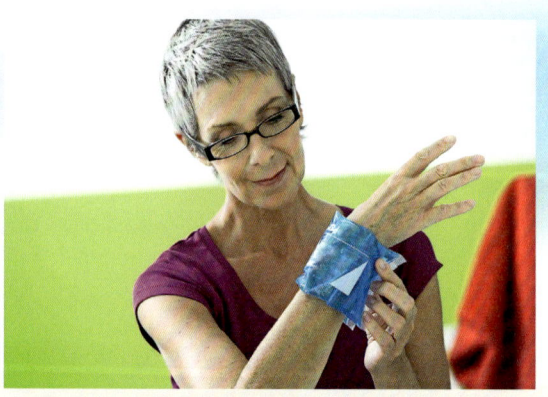

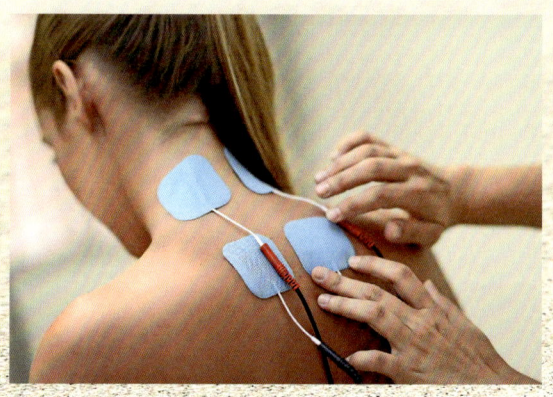

ARTHROSE KONSERVATIV BEHANDELN

Die konservative Behandlung der Arthrose umfasst alle nicht operativen Maßnahmen. In diesem Kapitel geht es um die Physiotherapie, die medikamentöse Behandlung sowie die Unterstützung durch Hilfsmittel. Ziel jeder Maßnahme ist es, die erkrankten Gelenke zu entlasten und vor Fehl- und Überlastungen zu schützen.

Das Gelenk entlasten und stützen

!

Regelmäßige
Bewegung hält Sie
beweglich und hilft
Ihnen, Übergewicht
zu vermeiden oder
abzubauen.

Allem voran gilt: Bewegung ist das A und O bei Arthrose! Denn für den Stoffwechsel des Knorpels ist Bewegung unentbehrlich, da die Knorpelflächen selbst keine Blutgefäße besitzen und darauf angewiesen sind, ihre Nährstoffe von außen zu bekommen. Dafür zuständig ist die Gelenkflüssigkeit (Synovia), die in der Innenhaut der Gelenkkapsel hergestellt wird. Sie verteilt sich bei jeder Bewegung des Gelenks in der Gelenkhöhle und im Gelenkspalt, versorgt die Knorpel mit Nährstoffen und transportiert gleichzeitig Abfallstoffe ab. Bewegung ist aber auch deshalb wichtig, weil sie Übergewicht vermeiden hilft, die Beweglichkeit aufrecht erhält und es Ihnen erlaubt, weiterhin aktiv am Leben teilzunehmen

Es gibt jedoch eine Ausnahme von der Regel: Wenn das Gelenk dick und erwärmt ist und schmerzt, deutet dies auf eine Entzündung hin, ausgelöst durch eine Reizung der Gelenkinnenhaut. In diesem Fall braucht das Gelenk Ruhe. Kühlen Sie es, legen Sie es hoch, dies bringt häufig Linderung. Wenn die Entzündung anhält, kann Ihnen Ihr Arzt auch entsprechende Medikamente verordnen. Die Schmerzen können Sie mit Medikamenten, aber auch mit schmerzreduzierenden pflanzlichen Mittel bekämpfen (siehe ab Seite 90).

!

Haben Sie Schmerzen im Knie, im
Sprung- oder
Hüftgelenk, können
orthopädische
Hilfsmittel wie
Einlagen oder
speziell angepasstes Schuhwerk
entlasten.

Moderne Einlagen

Bei Arthrose in den Knien, Füßen, in der Hüfte oder auch im Rücken können orthopädische Schuheinlagen helfen, die Schmerzen zu lindern und ein Fortschreiten der Krankheit durch Fehlhaltung zumindest zu verlangsamen. Lassen Sie vom Orthopäden Ihre Körperstatik untersuchen. Aufgrund der Ergebnisse kann er Ihnen Einlagen verschreiben oder auch eine Haltungsschulung.

Die Einlagen werden speziell für Sie angefertigt, sie sind achsengetreu ausgerichtet und sorgen für das optimale Zusammenspiel von Bewegungsapparat und Körperstatik. Durch ihre intelligente Technologie kann der Körper Belastungen ausgleichen und die natürlichen Regelmechanismen wiederherstellen. Somit wirken sie Schmerzen, die durch Fehlbelastung und Reibung entstehen, entgegen.

Schuhe mit weichen Sohlen und gepufferten Absätzen, die die Schritte besser abfedern, können die Schmerzen ebenfalls reduzieren. Auch ein Stock, den Sie auf der Gegenseite des schmerzhaften Gelenks benutzen, kann das Gehen erleichtern.

Orthesen und Bandagen

Unterstützende Bandagen und Orthesen gibt es für verschiedene Gelenke, am häufigsten werden sie bei Kniegelenksarthrose eingesetzt. Knieorthesen mit dem Entlastungsprinzip sind erwiesenermaßen so wirksam, dass auf Medikamente und Operationen verzichten kann.

Orthesen sind medizinische Hilfsmittel, die dem Körper angepasst werden und den Bewegungsapparat schützen und stützen.

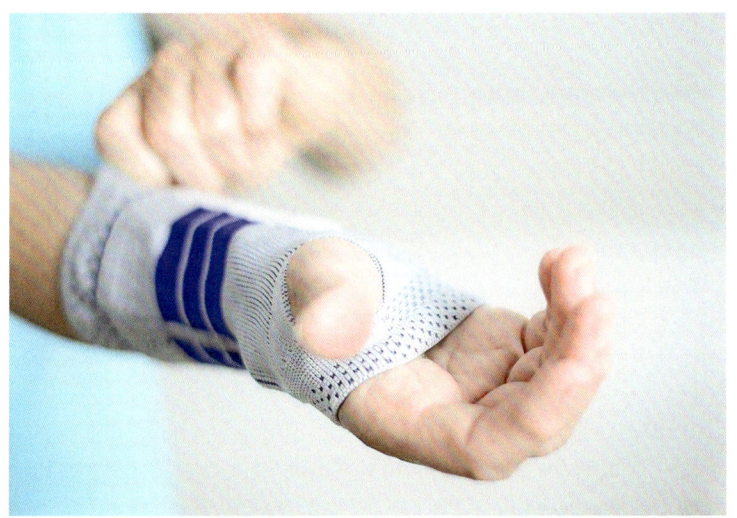

Um die Bewegungsfähigkeit zu erhalten und das Fortschreiten der Arthrose zu vermeiden, helfen in manchen Fällen das Gelenk stabilisierende Bandagen.

> **!**
>
> Bandagen sind flexibler gestaltet als Orthesen und bieten mehr Aktionsfreiheit. Orthesen schränken mehr ein, schützen aber auch vor Fehlbewegungen.

Sie werden bei Verletzungen, nach Operationen und bei chronischen Krankheiten eingesetzt, um die Heilung zu fördern, Schmerzen zu lindern und die Mobilität wiederherzustellen. Knieorthesen entlasten und stabilisieren das Kniegelenk und reduzieren dadurch signifikant die Schmerzen. Ihre positive Wirkung ist medizinisch erwiesen.

Es gibt auch funktionelle Bandagen, die die Gelenke so stützen, dass sich die Kräfte gleichmäßiger verteilen. Dies ist ganz besonders dann hilfreich, wenn Fehlstellungen der Beine, der Füße oder auch Wirbelsäulenprobleme vorliegen. Fragen Sie Ihren Orthopäden, was für Sie in Frage kommt.

Physiotherapie

Physiotherapie ist die Bezeichnung für die äußerliche Anwendung von Heilmitteln und beinhaltet die ganzheitliche Therapie des Körpers mit seinen anatomischen und physiologischen Gegebenheiten. Sie umfasst eine ganze Reihe von Verfahren, unter anderem Bewegungstherapie, Wärme- und Kältetherapie sowie Massage. Die Anwendungen verbessern die Durchblutung in Gelenken und umgebenden Geweben. Darüber hinaus werden Muskeln, Kreislauf und Atmung gestärkt und nicht zuletzt wirken die Methoden positiv auf die Psyche.

> **!**
>
> Das Ziel der Physiotherapie: Schmerzen lindern und die Beweglichkeit der Gelenke verbessern.

Das Ziel der Anwendungen ist es, Schmerzen zu lindern und die Beweglichkeit der Gelenke zu verbessern. Die Muskeln sollen gekräftigt und entspannt werden, um Fehlstellungen vorzubeugen. Manche Therapien bezahlt die Krankenkasse, viele werden auch im Rahmen einer Rehamaßnahme angeboten. Fragen Sie Ihren Arzt, was für Sie in Frage kommt.

Das Angebot ist groß, nicht alles hilft bei jedem. Geben Sie daher nicht sofort auf, wenn eine Therapie nicht anschlägt, sondern probieren Sie einfach eine andere aus.

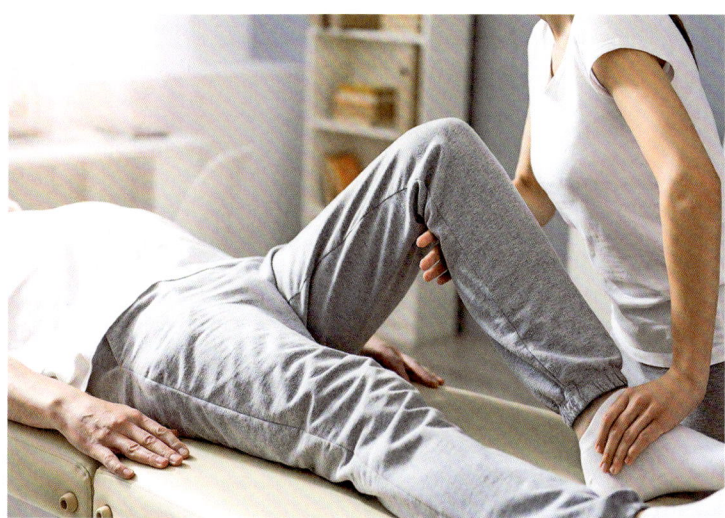

Bei einem Teil der Physiotherapie wird der Patient von einem Therapeuten bewegt, bleibt also passiv.

Bewegungstherapie – Krankengymnastik

Arthrose-Patienten sollen keinesfalls ihre Gelenke schonen, sondern unter professioneller Anleitung Koordinations-, Gleichgewichts- oder Muskelaufbauübungen durchführen, um ihre Beschwerden zu reduzieren. Dies empfiehlt der Bundesverband selbstständiger Physiotherapeuten.

Ziel der Bewegungstherapie bei Arthrose-Patienten ist es, akute und chronische Schmerzen zu lindern und Funktionsstörungen sowie Gelenksteifigkeit zu verringern oder nach Möglichkeit sogar zu beseitigen. Zu den Anwendungen gehören unter anderem:

- Krafttraining (zur Kräftigung der Muskeln und Bänder rund um das Gelenk)
- Mobilisation versteifter Gelenke, um die Funktion der Gelenke zu verbessern bzw. zu erhalten
- dosiertes Belastungstraining
- Koordinations- und Gleichgewichtstraining

Bei der Behandlung wird der Patient zum einen durch den Physiotherapeuten bewegt, bleibt also passiv, zum anderen führt der Patient unter Anleitung selbstständig Bewegungen durch, ist also aktiv. Die Behandlung richtet sich nach dem Zustand der arthrotischen Gelenke und dem Allgemeinzustand bzw. Alter des Patienten. Ist das Gelenk noch nahezu intakt, kann direkt am Gelenk angesetzt und die umliegende Muskulatur gekräftigt werden, beispielsweise durch Krafttraining, um dem betroffenen Gelenk wieder mehr Stabilität zu verleihen. Die gesamte Gelenkstruktur wird daran gewöhnt, wieder alltägliche Aufgaben zu erfüllen. Ist der Verschleiß schon etwas weiter fortgeschritten, wird es besonders wichtig, beim Training das Gelenk zu schonen. Mehr über Bewegung bei Arthrose lesen Sie im Kapitel „In Bewegung kommen".

Ergotherapie

Bei der Ergotherapie erhalten Sie Anleitungen zum gelenkschonenden Verhalten und zur richtigen Anwendung von Hilfsmit-

Ergotherapie hilft zum Beispiel, die Beweglichkeit der Hände zu verbessern.

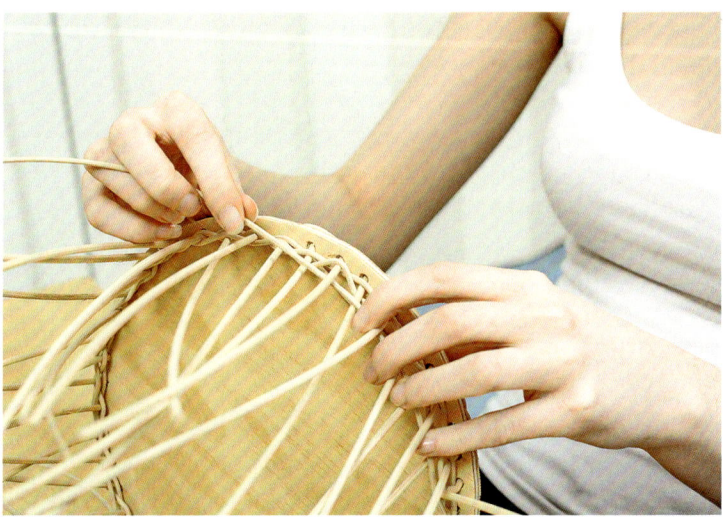

teln zur Schonung der Gelenke. Die Ergotherapie hilft dabei, im Alltagsleben handlungsfähig zu sein, ihr Ziel ist, dass die Patienten ihren Alltag in Beruf, Schule und Familie wieder so unabhängig wie möglich bewältigen können. Ist zum Beispiel die Beweglichkeit der Hand aufgrund einer Arthrose so stark eingeschränkt, dass das Schuhe binden oder Zähne putzen nicht mehr möglich ist, kann die Ergotherapie helfen. Ergotherapie ist Teil einer Rehabilitationsmaßnahme, Sie können sie sich aber von Ihrem Arzt verschreiben lassen.

Wärmetherapie

Bei der Wärmetherapie wird dem ganzen Körper oder – wie bei der Arthrose – nur einzelnen schmerzenden Gelenken Wärme zugeführt. Die Wärme regt die Durchblutung des betroffenen Gelenks an, so können die Nährstoffe besser in den Gelenkkopf gelangen und Stoffwechselabfälle abtransportiert werden. Für die lokale Wärmetherapie eignen sich heiße Umschläge, Heusackpackungen und vor allem Moor- und Fangopackungen. Physiotherapeutische Praxen bieten verschiedene Wärmeanwendungen an, Sie können sie aber auch zu Hause durchführen. So sind heiße oder warme Vollbäder eine Wohltat, eine Wärmflasche können Sie direkt auf das schmerzende Gelenk legen und auch Fangopackungen gibt es in der Apotheke in verschiedenen Größen zu kaufen. Wärmeanwendungen sind als ergänzende Heilmittel zur Krankengymnastik verordnungsfähig.

Wann empfiehlt sich die Wärmetherapie nicht? Bei einer akuten Entzündung des Gelenks oder der Gelenkkapsel oder bei aktivierter Arthrose ist die Wärmetherapie nicht geeignet – in diesem Fall werden Sie selbst schnell merken, dass die Wärme dem Gelenk nicht guttut und die Wärme instinktiv meiden. Auch bei einem Bandscheibenvorfall, bei arteriellen und venösen Durchblutungsstörungen, bei Ödemen, Blutungen, Blutungsneigungen, Tumoren sowie schweren Allgemeinerkrankungen oder

Herz- und Kreislauferkrankungen sollten Sie auf Wärme verzichten.

Tiefenwärme

Unter dem Begriff Tiefenwärme werden verschiedene elektrische Wärmebehandlungen zusammengefasst: Infrarot-, Ultraschall- und Hochfrequenztherapie. Bei diesen Methoden dringt die Wärme in tiefergelegenes Gewebe ein. Auf diese Weise werden Stoffwechsel und Durchblutung angeregt, Muskeln entspannt, Schmerzen verringert und das Immunsystem gestärkt. Sie werden nicht nur bei Arthrose eingesetzt, sondern auch bei Rückenschmerzen, Muskelverspannungen, Morbus Bechterew und Wirbelsäulen-Syndromen.

Bei einer Infrarottherapie erreichen die Temperaturen des Infrarotlichts nur 50 bis 60 °C, trotzdem gelangt mehr als 80 % der abgegebenen Energie in den Organismus – das ist äußerst effizient. Da die heiße Luft nicht eingeatmet wird, schont diese Anwendung den Kreislauf. Mittlerweile gibt es auch Geräte für den Hausgebrauch.

Bei der Ultraschalltherapie erwärmen die Ultraschallwellen das Gewebe mechanisch. Sie wirken entzündungshemmend, schmerzlindernd und krampflösend.

Bei der Hochfrequenztherapie beruht die Erwärmung des Gewebes auf der Erzeugung hochfrequenter elektromagnetischer Felder. Zur Anwendung kommt sie vor allem bei Beschwerden des Stütz- und Bewegungsapparates, also auch bei Arthrose. Auch hierfür gibt es Geräte für den Hausgebrauch.

Kältetherapie

Bei der Kältetherapie handelt es sich wie bei der Wärmetherapie um eine ergänzende unterstützende Therapieform. Durch die direkte Wirkung der Kälte werden Schmerzbahnen auf der Oberfläche der Haut kurzfristig blockiert, Entzündungen in der Tiefe

!

Tiefenwärme sollten Sie nicht auf eigene Faust anwenden. Lassen Sie sich von einem Fachmann beraten, worauf Sie achten müssen.

!

Infrarotgeräte können Sie auch zuhause anwenden.

werden gehemmt. Die Kühlung drosselt den Stoffwechsel, lindert die Reizung der Gelenkhaut und wirkt dadurch schmerzstillend.

Die verwendeten Temperaturen reichen von leicht unterhalb der Körperwärme bis zu –110 °C. Um einzelne Körperpartien zu kühlen, werden hauptsächlich Kühlgel-Packungen oder zerkleinertes Eis in Kunststoffbeuteln verwendet. Erheblich intensiver ist die Ganzkörper-Kältetherapie: Hierbei wird der ganze Körper in sogenannten Kältekammern Temperaturen von –60 bis –120 °C ausgesetzt. Die Patienten haben Badekleidung, Handschuhe, Strümpfe und einen Mundschutz an, sie bleiben ein bis drei Minuten in einer Kältekammer. Danach können sie sich schmerzärmer bewegen, was für eine anschließende Bewegungstherapie von Vorteil ist. Die Ganzkörper-Kältetherapie eignet sich vor allem bei rheumatoider Arthritis, bei entzündeten Gelenken im Rahmen einer Arthrose sowie bei weichteilrheumatischen Erkrankungen.

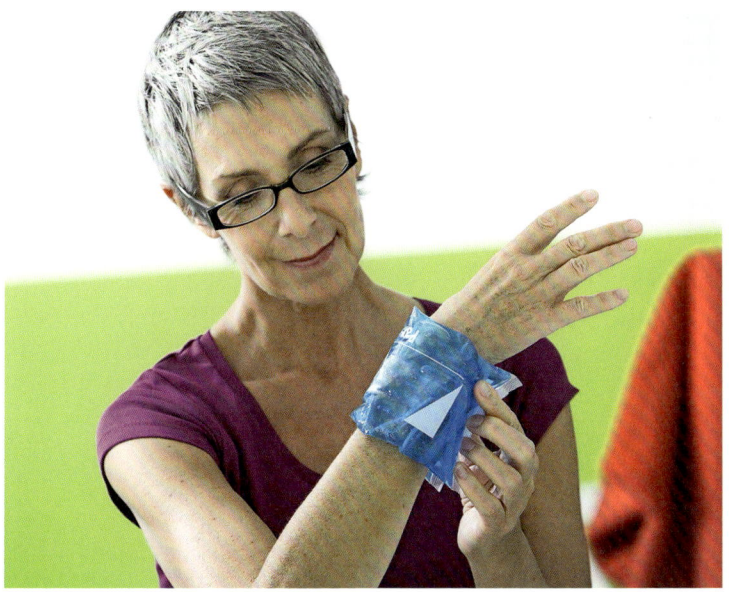

Man verwendet Kühlgelpackungen zur Kühlung einzelner Körperpartien.

Wann empfiehlt sich die Kältetherapie nicht? Schwere Erschöpfungszustände, Infekte, Angina pectoris, Bluthochdruck, Asthma bronchiale sowie arterielle Durchblutungsstörungen verbieten den Einsatz der Kältetherapie. Für die partielle Auflage kühler Wickel sind die Auflagen natürlich weniger streng als für eine Kältekammer.

Schwefelbäder

Als Balneotherapie wird die therapeutische Nutzung von Bädern mit entsprechenden Wirkstoffen bezeichnet. Laut verschiedener Studien sind sie eine effektive Unterstützung in der Schmerztherapie.

> **!**
>
> Ein wohltuendes Schwefelbad hilft gegen Schmerzen.

Zum Beispiel zeigte eine ungarische Studie, dass eine Kur mit täglichen 30-minütigen Schwefelbädern bei Rückenschmerzen stark schmerzlindernd wirkt. Dieser Effekt hält sogar noch drei Monate nach Ende der Kur an. Wenn Sie also einen Urlaub mit gesundheitlichem Nutzen planen, ist ein Ort mit einer Schwefelquelle ideal. Sie finden sie heutzutage vor allem in Form von Thermalbädern.

Ein Bad in einer Schwefelquelle wirkt wohltuend, schmerzstillend und entzündungshemmend. Dabei wird die Wärmewirkung des Wassers durch den Schwefelwasserstoff zusätzlich erhöht, was an der leicht geröteten Haut zu erkennen ist. Die Muskeln im ganzen Körper entspannen sich und das Bindegewebe wird elastischer. Die Blutgefäße erweitern sich, Herzschlag und Stoffwechsel werden angeregt, was die Durchblutung der Haut verstärkt. Dadurch werden die Mineralien besser von der Haut aufgenommen und gelangen ins Blut. Dort, wo sie gebraucht werden, tragen sie dann zur Heilung bei. So soll Schwefel Gelenkentzündungen hemmen und sogar helfen, den Gelenkknorpel wieder aufzubauen.

Schwefelbäder können Sie sich im Rahmen von Kuren verordnen lassen, in Deutschland gibt es 31 Kurorte mit schwefelhaltigen Heilquellen. Inzwischen können Sie sich dank medizinischer Badezusätze mit Schwefelbestandteilen sogar zu Hause ein Schwefelbad zubereiten.

Elektrotherapie

Zur Elektrotherapie gehören alle Anwendungen, bei denen elektrischer Strom zu therapeutischen Zwecken verwendet wird. Es wird Strom durch den Körper geleitet, dabei sind Blut sowie Lymph- und Gehirnflüssigkeit, Urin, Organe und Muskulatur gute Leiter, als schlechte Leiter werden Fettgewebe, Gelenkkapsel, Sehnen, Knochen und Nerven eingestuft. Hornschicht, Haare und Nägel wirken isolierend.

Die elektrischen Reize lösen im menschlichen Körper Reaktionen aus und können auf diesem Weg Schmerzen lindern, die Durchblutung verbessern sowie die Muskulatur an- und entspannen. Je nach Methode werden Gleichstrom sowie Nieder-, Mittel-

!

Elektrische Reize können die Muskulatur an- und entspannen.

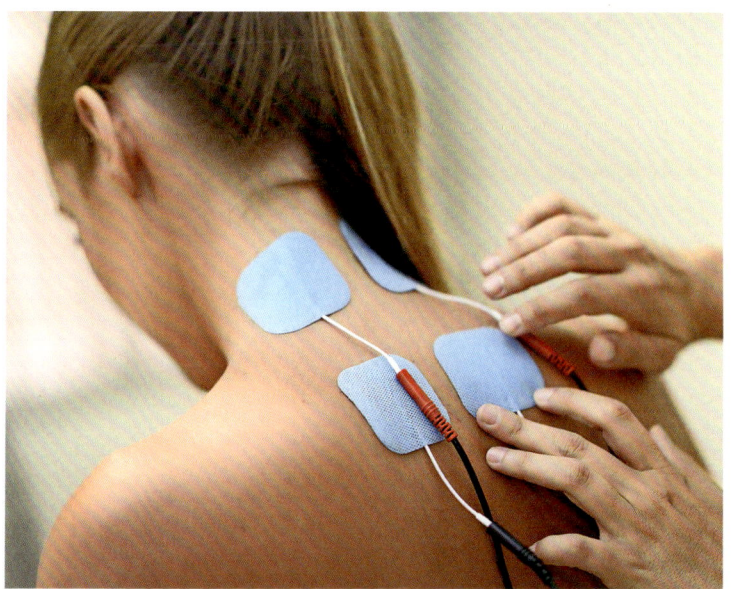

Die TENS löst Muskelverspannungen und lindert Schmerzen.

und Hochfrequenzen verwendet. Die Elektrotherapie wird häufig auch mit anderen Therapieverfahren kombiniert.

TENS

Eine Sonderform der Elektrotherapie ist die Transkutane Elektrische Nervenstimulation (TENS). Hierbei werden selbstklebende Elektroden, die an ein tragbares Gerät gekoppelt sind, gezielt auf bestimmten Punkten auf der Haut angebracht. Über die Elektroden werden Reize gesetzt, die das Nervensystem anregen und dadurch Muskelverkrampfungen lösen und Schmerzen lindern können. Die Reize sind nicht schmerzhaft, man verspürt lediglich ein leichtes Kribbeln.

TENS kommt bei akuten und chronischen Schmerzformen zum Einsatz, auch bei Gelenkschmerzen im Rahmen einer Arthrose.

Isometrisches Muskeltraining

Um die Muskelkraft des geschädigten Gelenks zu erhalten bzw. wieder zu stärken, ist das isometrische Muskeltraining besonders gut geeignet. Bei diesem Training wird eine haltende Kraft gegen einen Zug oder Druck ausgeübt. Die Muskeln werden also weder gestreckt noch zusammengezogen, sondern durch statische Übungen trainiert. Es wird nur die Muskelspannung verändert, was nach außen hin nicht unbedingt sichtbar ist, trotzdem wird die Muskelkraft dadurch gestärkt.

Wenn Sie das isometrische Training regelmäßig machen, können Sie mit vergleichsweise geringem Zeitaufwand die Muskeln kräftigen, ohne dabei die Gelenke zu belasten. Schon nach wenigen Wochen werden sich die ersten Erfolge einstellen.

> **!**
> Mittels isometrischem Muskeltraining kräftigen Sie Ihre Muskeln ohne die Gelenke zu belasten.

Achtung: Isometrische Übungen erhöhen den Blutdruck
Aufgrund des Drucks bei der Übung ziehen sich die Muskeln zusammen und drücken auf die Blutgefäße, dadurch steigt der Blutdruck, um die Gefäße mit Blut zu versorgen. Sollten Sie an Bluthochdruck oder Herz-Kreislauf-Beschwerden leiden, machen Sie bitte keine isometrischen Übungen.

Einige isometrische Übungen bei Arthrose

Für alle Übungen gilt:

* Spannen Sie die Muskeln so fest wie möglich an und halten Sie die Muskelspannung sechs bis acht Sekunden.
* Machen Sie danach 20 bis 30 Sekunden Pause.
* Trainieren Sie immer mit höchstens 70 % Ihrer Maximalkraft, denn dann ist der Muskelzuwachs am größten und es besteht keine Verletzungsgefahr.

!

Die isometrischen Übungen können Sie mehrmals täglich durchführen. Sprechen Sie aber vorher bitte mit Ihrem Arzt.

Schulter

* Drücken Sie beide Hände vor dem Körper mit aller Kraft gegeneinander. Die Spannung sechs bis acht Sekunden halten, dann entspannen. Das können Sie im Sitzen oder im Stehen durchführen.
* Stellen Sie sich in eine Tür und drücken die Arme und Hände seitlich oder nach oben gegen den Rahmen. Die Spannung sechs bis acht Sekunden halten, dann entspannen.
* Stellen Sie sich in eine Tür und legen Sie einen Ellenbogen in einer Beugung von 90 Grad an den Rumpf an. Nun versuchen Sie, den Arm gegen den Türrahmen nach außen zu drücken. Die Spannung sechs bis acht Sekunden halten, dann entspannen. Anschließend wechseln Sie die Seite.

Hüfte

- Legen Sie sich auf den Rücken, ziehen Sie die Fußspitzen hoch und drücken Sie die Fersen in den Boden. Zugleich spannen Sie die Oberschenkel an, drücken die Pobacken zusammen und ziehen den Bauchnabel in Richtung Boden. Dabei spannen Sie die Arme an und drücken sie in Richtung Füße. Die Finger zeigen zur Decke. Die Spannung sechs bis acht Sekunden halten, dann entspannen.
- Stellen Sie sich aufrecht vor einen Tisch, lehnen Sie etwas nach vorne, bis Sie mit dem Bauch bzw. der Hüfte den Tisch berühren. Stützen Sie die Hände nur leicht auf. Nun verlagern Sie das Gewicht auf das Bein mit der gesunden Hüfte, bewegen das Bein mit der arthrotischen Hüfte langsam vom Körper weg, halten es kurz und ziehen es wieder bis zur Ausgangsstellung heran.

Knie/Sprunggelenk

- Setzen oder legen Sie sich auf den Boden und winkeln Sie die Beine leicht an. Dann drücken Sie die Fersen gegen den Fußboden und spannen die Muskeln auf der Rückseite des Oberschenkels an. Die Spannung sechs bis acht Sekunden halten, dann entspannen.

Hand/Finger

- Strecken Sie alle Finger aus, ballen sie dann sanft zu einer Faust und strecken sie danach wieder aus. Dies wiederholen Sie mehrmals. Wenn Sie mögen, nehmen Sie einen Schwamm oder einen weichen Ball in die Hand, auf den die Faust vorsichtig Druck ausübt.

Schmerzpsychotherapie
Die Schmerzpsychotherapie ist mittlerweile ein fester Bestandteil der ganzheitlichen Behandlung von Schmerzpatienten. Spezielle Übungen zur Entspannung und zur Stressreduktion können die Wirkung der physiotherapeutischen Anwendungen auf die Gelenkschmerzen noch deutlich steigern. Das heißt: Physiotherapie und Psychotherapie sind bei Arthrose eine erfolgreiche Kombination. Im Internet finden Sie in der Schmerztherapie erfahrene Psychotherapeuten.

!

Physiotherapie und Psychotherapie sind bei Arthrose eine erfolgreiche Kombination.

Biofeedback

Eine weitere empfehlenswerte Methode in der Arthrose-Therapie ist das Biofeedback. Bei diesem Verfahren werden Sie an bestimmten Körperstellen über Sensoren mit einem Messgerät verbunden. Der Therapeut macht verschiedene Übungen mit Ihnen und Sie bekommen über das Messgerät Ihre körperlichen Reaktionen, wie etwa die Muskelanspannung oder auch die Entspannung, ständig zurückgemeldet. Das Ziel der Therapie ist, Sie in die Lage zu versetzen, diese Reaktionen bewusst zu beeinflussen, also einen entspannten Zustand willentlich herbeizuführen.

Beim Biofeedback lernen Sie nicht nur, bisher automatisch ablaufende körperliche Reaktionen willentlich zu beeinflussen und zu steuern, darüber hinaus wirkt es positiv auf die Psyche. Denn die Erfahrung zu machen, dass Sie nicht machtlos sind, sondern aktiv mitwirken können, stärkt das Selbstvertrauen.

Wenn Sie die Methode in mehreren Sitzungen bei einem Therapeuten gelernt haben, können Sie sie selbst anwenden. Für die unterschiedlichen Messgrößen gibt es jeweils passende Geräte, die oft einen Papierausdruck der Werte erstellen können. Für den Alltag gibt es neben den Standgeräten auch tragbare Handapparate. Mit Hilfe eines tragbaren Gerätes können Sie auch selbst zu

!

Manche Menschen können die Biofeedback-Methode nicht erlernen. Ob Sie zu diesen gehören, klärt sich nach etwa sechs Sitzungen.

Hause üben. Den meisten gelingt bald eine Kontrolle ohne die Hilfe eines Apparats, jedoch wird man ohne aktive Mithilfe und Übung keinen Erfolg haben.

Schmerzen lindern durch Entspannung
Bei Arthrose haben sich folgende Entspannungsverfahren bewährt, um Schmerzen zu lindern bzw. vorzubeugen: Progressive Muskelentspannung, Mindfulness-Based Stress Reduktion (MBSR) und Atemtherapie. Die Feldenkrais-Methode dient zum einen der Entspannung, schult aber auch die Wahrnehmung des eigenen Körpers und führt so zu einem besseren Körperbewusstsein. Viele dieser Techniken können Sie an Volkshochschulen und in Kursen der Krankenkassen lernen. Auch manche Arztpraxen oder ambulante Schmerzzentren bieten dies an.

Medikamente gegen Schmerzen

Wer Schmerzen hat, möchte sie loswerden. Das ist logisch. Wenn ein schmerzendes Gelenk Sie in Ihrem Alltag beeinträchtigt, können Sie in die Apotheke gehen und sich ein Schmerzmittel besorgen. Auch Ihr Arzt wird Ihnen neben anderen Therapien (siehe oben) mit ziemlicher Sicherheit Medikamente mit schmerzlindernder und entzündungshemmender Wirkung verschreiben, wenn Sie ihn konsultieren. Dies ist meist eine der ersten Maßnahmen.

Da in diesem Buch die Selbsthilfe im Vordergrund steht, werden im folgenden Abschnitt vor allem die Medikamente beschrieben, die Sie rezeptfrei in der Apotheke bekommen.

Das deutlichste Symptom der Arthrose sind Schmerzen im betroffenen Gelenk. Normalerweise liegt keine Entzündung vor, es gibt jedoch entzündliche Episoden (siehe oben). Daher gehören zu den akut-symptomatisch wirksamen Arthrose-Medikamenten:

- reine Schmerzmittel (Analgetika),
- schmerzlindernde und entzündungshemmende nicht-steroi-dalen Antirheumatika (NSAR) sowie
- stark entzündungshemmende Kortisonpräparate.

Jede dieser Medikamentengruppen hat ihre Vor- und Nachteile. Die Wahl des oder der Medikamente ist eine individuelle Ent-scheidung, bei der Ihr Arzt die aktuelle Arthrose-Symptomatik,

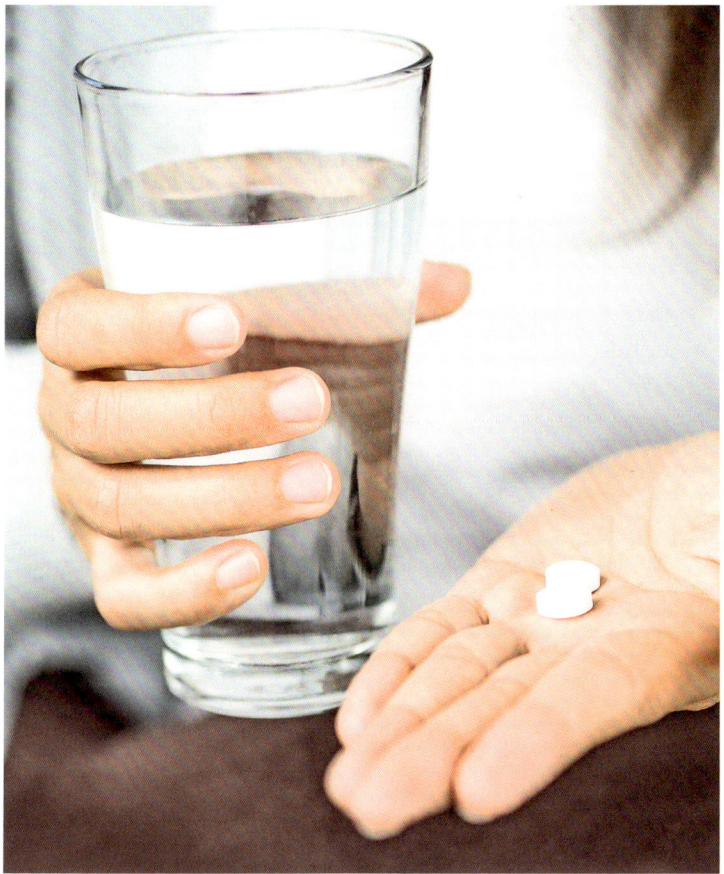

Bei allen Medikamen-ten gilt: Unbedingt die empfohlene Dosis einhalten!

die Vorgeschichte, andere Erkrankungen und deren Therapie berücksichtigt.

Rezeptfreie Medikamente

Die am häufigsten verkauften rezeptfreien Schmerzmittel sind Paracetamol, Acetylsalicylsäure (Aspirin), Ibuprofen und Diclofenac, sie wirken schmerzlindernd, fiebersenkend und wirken Entzündungen entgegen. Die Medikamente gehören zu den sogenannten nicht-steroidalen Antirheumatika (NSAR). Sie wirken bei entzündlich bedingten Schmerzen, weil sie sich aufgrund ihrer chemischen Struktur im entzündeten Gewebe anreichern. Dort hemmen sie zwei körpereigene Enzyme mit Namen Cyclooxygenase (Cox) 1 und 2. In der Folge davon wird die Produktion bestimmter Gewebshormone, der Prostaglandine, gedrosselt, welche an der Entstehung von Entzündungen und Schmerzen beteiligt sind. So kommen die fiebersenkenden und schmerzhemmenden Effekte der NSAR zustande – aber auch ihre Nebenwirkungen.

!

In einem Monat sollten Sie nicht mehr als zehn Schmerztabletten schlucken, ohne ärztlichen Rat einzuholen.

Bei allen Medikamenten, die Sie nehmen, ist es wichtig, die empfohlene Dosierung unbedingt einhalten, um gesundheitsschädliche Nebenwirkungen zu vermeiden oder zu minimieren. Die Nebenwirkungen sind erheblich von Therapieform, Dosierung und Alter des Patienten abhängig. Generell sollten Sie Mittel ohne ärztlichen Rat nur in Ausnahmefällen, so niedrig dosiert wie möglich und nicht über einen längeren Zeitraum einnehmen.

Bei längerer Anwendung oder bei einer zu hohen Dosis können Magenbeschwerden auftreten, wenn Sie empfindlich sind, auch schon bei einer geringen Dosis. Darüber hinaus können die Schmerzmittel die Wirkung blutdrucksenkender Arzneien reduzieren und asthmatische Beschwerden verstärken. Im schlimmsten Fall können die Schmerzmittel Magen-Darm-Blutungen, Nieren- und Leberversagen, Schlaganfall und Herzinfarkt als Nebenwirkungen haben.

Wie schnell wirken die Schmerzmittel?

Dabei ist die Wirkung von Schmerzmitteln auch davon abhängig, ob der Wirkstoff schnell ins Blut gelangt oder nicht: Bei zierlichen Personen geht es schneller als bei Übergewichtigen. Ein voller bzw. ein leerer Magen oder andere Medikamente können die Wirkung ebenfalls beeinflussen. Außerdem sind die Tabletten unterschiedlich aufgebaut: Löst sie sich bereits im Magen auf, gelangen die Inhaltsstoffe direkt in die Blutbahn und wirken sehr schnell. Das ist zum Beispiel bei Acetylsalizylsäure der Fall, eine Brausetablette wirkt schon nach 20 Minuten. Dagegen ist die Wirkung von Paracetamol schwächer, es erreicht seine maximale Wirkkonzentration erst nach einer Stunde. Ibuprofen wirkt am besten, wenn es nüchtern eingenommen wird, dann dauert es ein bis zwei Stunden, bis die maximale Konzentration erreicht ist. Schneller geht es bei Diclofenac: Seine Wirkung tritt nach 30 bis 60 Minuten ein.

Prinzipiell ist es günstiger, ein länger wirksames Schmerzmittel in ausreichender Dosierung einzunehmen, als immer wieder eine zusätzliche Dosis zu benötigen. Die Schmerzlinderung durch das Medikament sollte stark genug sein und lange anhalten.

!

Angesichts der Nebenwirkungen der klassischen Schmerzmittel, ist es gut, dass es Alternativen gibt: siehe Seite 90.

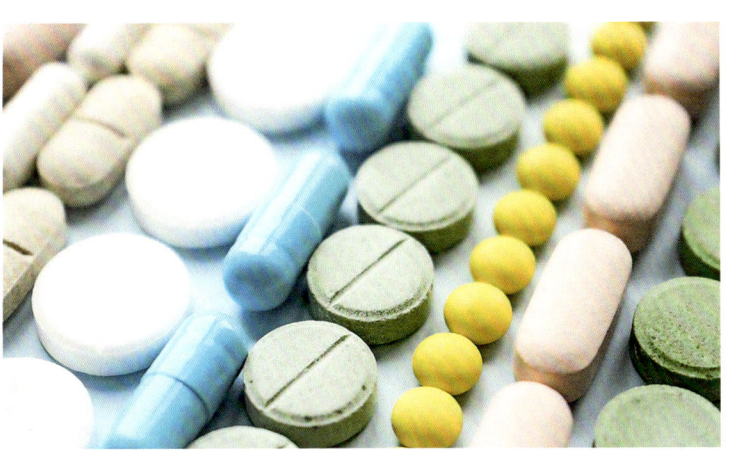

Verschiedene Schmerzmittel.

Radiosynoviorthese bei entzündetem Gelenk

Ist das Gelenk stark entzündet, gibt es noch eine Möglichkeit, dies zu behandeln: die Radiosynoviorthese, abgekürzt RSO. Damit soll die Entzündung bekämpft werden, wodurch auch die Schmerzen verschwinden.

Aktuell gibt es über 220 Zentren in Deutschland, die mit der RSO Gelenke behandeln. Die Kosten tragen die Krankenkassen. Orthopäden, Rheumatologen, aber auch Hausärzte können die Überweisung ausstellen. Grund für eine Überweisung ist in der Regel ein akuter Arthroseschub oder eine starke Überlastung des Gelenks, die die Gelenkschleimhaut gereizt hat. Vor allem, wenn andere Methoden versagen, kann die RSO ein wichtiges Instrument zur lokalen Behandlung des Gelenkes sein.

Der Begriff Radiosynoviorthese setzt sich zusammen aus den Wörtern „Strahlen" (Radio), „Gelenkinnenhaut" (Synovialis) und „Wiederherstellung" (Orthese). Bei dieser Methode spritzen die Ärzte eine spezielle radioaktive Substanz in das Gelenk, die von den Entzündungszellen auf der Oberfläche der kranken Gelenkinnenhaut sozusagen „gefressen" wird. Durch die von der Substanz abgegebenen Strahlen werden die Entzündungszellen anschließend zerstört und die Gelenkinnenhaut verschorft. Dies sorgt dafür, dass sowohl die Entzündung als auch die Gelenkschmerzen abnehmen. Indem man die Entzündung eindämmt, will man verhindern, dass weitere Gelenkstrukturen wie Knorpel und Knochen Schaden nehmen. Bei 70 bis 80 % der Patienten bessern sich die Beschwerden, und dies hält durchschnittlich zwei Jahre und noch länger an.

Umstrittene Verfahren

Die **Arthroskopie** ist ein minimalinvasiver Eingriff. Hier wird eine Sonde (Arthroskop) über einen kleinen Schnitt in der Haut in das Gelenk eingeführt, so kann der Arzt das Gelenk untersuchen und auch kleinere Operationen durchführen. Zum Beispiel das Gelenk spülen, den Knorpel glätten oder Knochenwucherungen abtragen. Allerdings hat sie nach neuesten Erkenntnissen der Krankenkassen so wenig Wirkung, dass die Kosten dafür inzwischen nicht mehr erstattet werden.

Auch die **rein medikamentöse Therapie** von Arthrose ist auf die Dauer nicht befriedigend. Die Arzneien haben in der Regel heftige Nebenwirkungen, die den Nutzen überwiegen. Zum Beispiel lindern Kortisoninjektionen zwar den Schmerz für einige Wochen, auf Dauer werden jedoch nicht nur die Knochen geschwächt. Dass Hyaluron-säure-Injektionen zum Knorpelaufbau wirklich helfen, ist genauso umstritten wie die Anwendung von Nahrungsergänzungsmitteln wie zum Beispiel Chondritin- oder Glucosaminsulfat. Immerhin muss man sich die letzten beiden Präparate nicht spritzen lassen. Die Hyaluron-säure ist natürlicher Bestandteil der Knorpelsubstanz, entsprechende Präparate kann man in den Gelenkspalt spritzen, um dort die Gelenkflüssigkeit anzureichern. Die Säure soll dann auch wie ein Schmiermittel wirken. Bei vielen Patienten konnten damit die Schmerzen reduziert werden. Ob dies tatsächlich der Fall ist, darüber streiten die Geister. Es gibt noch keine Studien, welche die Wirksam-keit der Methode definitiv belegen, sodass die gesetzlichen Kranken-kassen die Kosten dafür oft nicht übernehmen.

Ist die einzige Alternative jedoch ein künstliches Gelenk, ist zu überlegen, ob man die eine oder andere Methode nicht doch auspro-biert – und natürlich die in diesem Buch beschriebenen Therapien. Was erwiesen ist: Auf lange Sicht bekommen Sie die Beschwerden mit bewusster Ernährung und maßvoller Bewegung besser in den Griff und Ihre Lebensqualität steigt. Damit können Sie den Gelenk-ersatz, der der allerletzte Ausweg ist, in vielen Fällen hinauszögern oder sogar ganz verhindern.

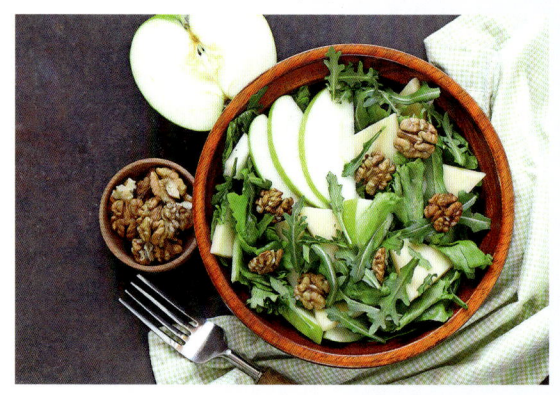

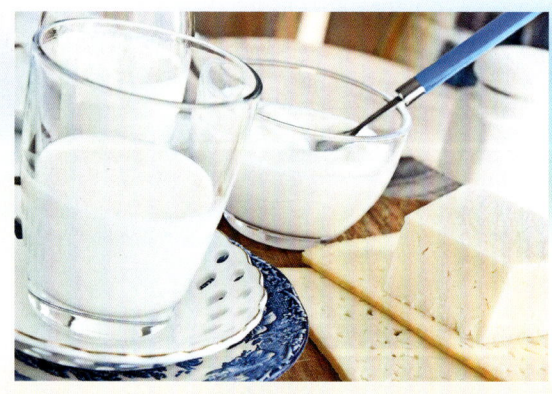

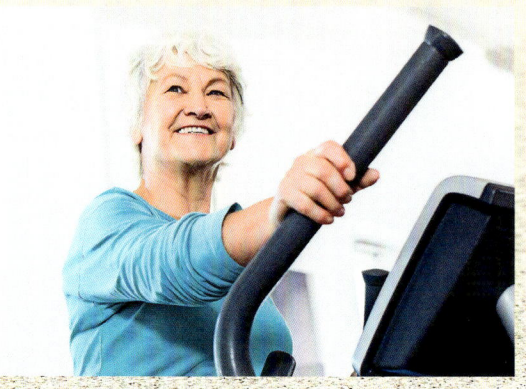

GESUND ESSEN UND IN BEWEGUNG BLEIBEN

Mit der richtigen Ernährung und mit regelmäßiger Bewegung können Sie den Verlauf Ihrer Arthrose positiv beeinflussen. Sie können Schmerzen lindern, wieder beweglicher werden und insgesamt Ihre Lebensqualität deutlich verbessern. In diesem Kapitel bekommen Sie viele praktische Ratschläge, wie Sie dies angehen können.

Gesunde Ernährung bei Arthrose

Eine gesunde Ernährung ist besonders wichtig. Sie wirkt sich nicht nur positiv auf die Symptome aus, indem sie zum Beispiel geschwollene und schmerzhafte Gelenke oder Morgensteifigkeit lindert, sondern hilft auch, Übergewicht und damit die Belastung der Gelenke zu reduzieren. Zwar gibt es keine spezielle Diät, die zur Heilung führt, doch eine gesunde Ernährung kann den Verlauf der Krankheit verlangsamen und sogar deren Fortschreiten aufhalten.

Doch was bedeutet eigentlich „gesund"? Die Ausführungen darüber orientieren sich an zwei Eckpfeilern: wie viel wir essen und was wir essen. Die Regeln lauten:

- Essen Sie nicht mehr, als Ihr Körper verbraucht. Wenn Sie dies konsequent befolgen, reduzieren Sie überflüssiges Gewicht bzw. nehmen nicht zu.
- Essen Sie weniger Fleisch, mehr Gemüse, weniger Zucker, weniger Fett.

!

Jedes Kilo zuviel belastet die Gelenke und verstärkt die Arthrose und somit auch die Beschwerden.

Wenn Sie diese Regeln befolgen, werden zu hohe Blutzucker- und Fettwerte, die den Knochenstoffwechsel negativ beeinflussen und so die Arthrose fördern können, reduziert. Sie vermeiden die übermäßige Zufuhr von Arachidonsäure, die vor allem in fetten Nahrungsmitteln tierischen Ursprungs vorkommt und Entzündungen verstärken und fördern kann. Auch reduzieren bzw. vermeiden Sie auf diese Weise Übergewicht, was wiederum vielerlei positive Auswirkungen nicht nur auf Ihre Gelenke hat. Nicht zuletzt unterstützt ein Stoffwechsel, der durch eine ausgewogene Ernährung ausgeglichen ist, die Versorgung des Gelenkknorpels mit den wichtigen Nährstoffen.

Tipps für eine arthrosegesunde Ernährung

- Essen Sie reichlich Obst und Gemüse und achten Sie dabei darauf, möglichst viele unterschiedliche Obst- und Gemüsearten zu wählen. Sie liefern reichlich Vitamine und Antioxidantien.
- Reduzieren Sie den Konsum von Fleisch und Eiern.
- Essen Sie ein- bis zweimal pro Woche Fisch, vor allem fetten Fisch wie Makrele, Lachs oder Hering mit seinem hohen Gehalt an Omega-3-Fettsäuren.
- Verwenden Sie Lein-, Raps- und Walnussöl, die ebenfalls reichlich gesunde Omega-3-Fettsäuren enthalten.
- Essen Sie vermehrt Vollkornprodukte (Vollkornnudeln, Vollkornreis, Vollkornbrot).
- Reduzieren Sie den Konsum von Zucker und raffiniertem Mehl und den Erzeugnissen daraus.
- Reduzieren Sie den Konsum von ungesundem Fett. Achten Sie bei Fleisch und Wurst auf den Fettgehalt, sparen Sie bei der Zubereitung von Gerichten mit Fett und verwenden Sie hochwertige Fette.
- Meiden Sie Fast Food, Fertiggerichte und schauen Sie bei garfertigen Convenience-Produkten genau hin. Hier finden sich oft versteckte Fette, ein hoher Zuckeranteil und unerwünschte Zusatzstoffe. Das gilt auch für Wurst und Gebäck.
- Trinken Sie ausreichend, und zwar pro Tag etwa 30 ml pro kg Körpergewicht. Lassen Sie zuckerhaltige Getränke wie Limonaden oder Eistee stehen und greifen Sie lieber zu Mineralwasser, ungesüßten Kräuter- und Früchtetees und Saftschorlen.
- Trinken Sie möglichst wenig Kaffee, schwarzen Tee und Alkohol.

Ein selbst zusammengestelltes Müsli versorgt Sie gleich am Morgen mit wertvollen Nährstoffen.

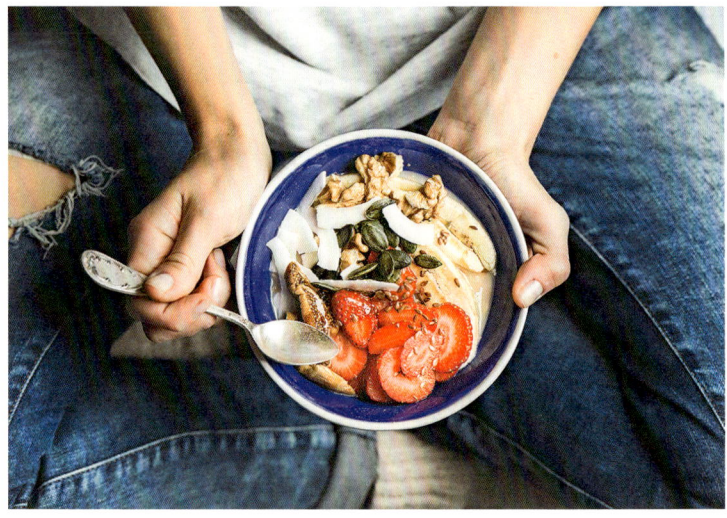

!

Stellen Sie Ihre Nahrung auf entzündungshemmende Lebensmittel um, und verzichten Sie aktiv auf entzündungsfördernde Lebensmittel.

Entzündungshemmende Ernährung

Bei einer Arthrose nutzen sich die Knorpel ab, was zu entzündlichen Prozessen im Gelenk führen kann. Mit einer Entzündung möchte der Körper eine Schädigung reparieren, sie ist eine natürliche Antwort des Organismus auf beispielsweise Stress oder eingedrungene Erreger, aber auch auf negative Lebensgewohnheiten wie zu hoher Alkoholkonsum oder eine zu fleischlastige Ernährung. Eine Entzündung im Gelenk kann sich daher verstärken, wenn eine ungesunde, entzündungsfördernde Lebensführung hinzukommt. Und hier kommt die Ernährung ist Spiel: Mit einer Ernährung, die entzündungshemmende Lebensmittel enthält, können Sie den Entzündungsprozess aufhalten.

Wenn Sie chronische Entzündungen lindern bzw. verhindern möchten, dass sie erst gar nicht auftreten, dann sollte Ihre Ernährung viele gesunde Vitalstoffe enthalten. Dazu gehören Vitamin A, Vitamin C und Vitamin E, Kupfer, Selen, Zink und vor allem Omega-3-Fettsäuren. Im Folgenden befassen wir uns mit den Nahrungsmitteln, die bei Arthrose geeignet sind.

Ernährung, die den Körper belastet

Entzündungsfördernde Lebensmittel sind Auszugsmehle, raffinierter Zucker, tierisches Eiweiß, gehärtete Fette und die daraus zubereiteten Produkte, vor allem industriell verarbeitete Nahrungsmittel aller Art. Aber auch Milch und Milchprodukte in größeren Mengen können entzündlich wirken und außerdem zur Übersäuerung und Schleimbildung beitragen.

Neben der Auswahl der Nahrungsmittel spielt es eine große Rolle, wie sie miteinander kombiniert werden. Am meisten belastet es den Körper, wenn Sie alles zusammen essen, zum Beispiel in einer Mahlzeit Eiweiße (Fleisch, Käse), Kohlenhydrate (Kartoffeln, Brot) sowie Fette (Butter, Schmalz, Sahne) mischen.

Viel trinken

Allem voran sollten Sie viel trinken. Dieser Ratschlag scheint banal zu sein, doch die Wirkung von Wasser auf den Körper ist immens. Trinken Sie regelmäßig und ausreichende Mengen eines mineralstoffreichen, fluoridfreien Wassers mit einem hohen pH-Wert. Damit garantieren Sie den reibungslosen Ablauf verschiedener Körperfunktionen und darüber hinaus werden entzündungsfördernde Stoffe besser aus dem Organismus ausgeschwemmt.

Gemüse – eine Wunderwaffe gegen Entzündungen

Inzwischen befassen sich viele Studien damit, welche Auswirkungen die Ernährungsweise auf Krankheiten hat. Die Ergebnisse lassen Arthrose-Patienten hoffen.

Bei einer britischen Studie fanden die Forscher im Brokkoli einen Wirkstoff, der bei Arthrose zumindest den Krankheitsverlauf verlangsamen kann. Es handelt sich um das Senföl Sulforaphan, das beim Verzehr von Kreuzblütengewächsen freigesetzt

!

Die Wirkstoffe in Gemüse können dabei helfen, den Verlauf einer Arthrose zu verlangsamen.

wird. Man findet es auch in Rosenkohl und anderen Kohlsorten, die höchste Konzentration liegt jedoch im Brokkoli vor.

In der Studie erhielten Mäuse sulforaphanreiches bzw. normales Futter. Als Ergebnis waren die Knorpel und Gelenke der Mäuse mit Senfölfutter weniger geschädigt als die der Mäuse, die normale Nahrung bekommen hatten. Die Untersuchungen wurden auf menschliches Knorpelgewebe ausgeweitet und der positive Effekt konnte bestätigt werden. Demnächst sollen 40 Arthrose-Patienten vermehrt Brokkoli und Sulforaphan zu sich nehmen. Die Forscher erhoffen sich damit einen Durchbruch in der Behandlung der schmerzhaften Arthrose.

Eine weitere Studie, bei der die Zusammenhänge zwischen Ernährung und Hüftarthrose untersucht wurden, ergab, dass eine vorwiegend vegetarische Ernährung – vor allem viele Früchte und Gemüse – den Knorpel schützt. So wiesen Frauen im Alter von 44 bis 70 Jahren, die sich hauptsächlich vegetarisch ernährten, deutlich seltener eine Hüftgelenkarthrose auf als Personen mit einem hohen Fleischanteil in der Ernährung.

Brokkoli enthält einen Wirkstoff, der den Verlauf einer Arthrose verlangsamen kann.

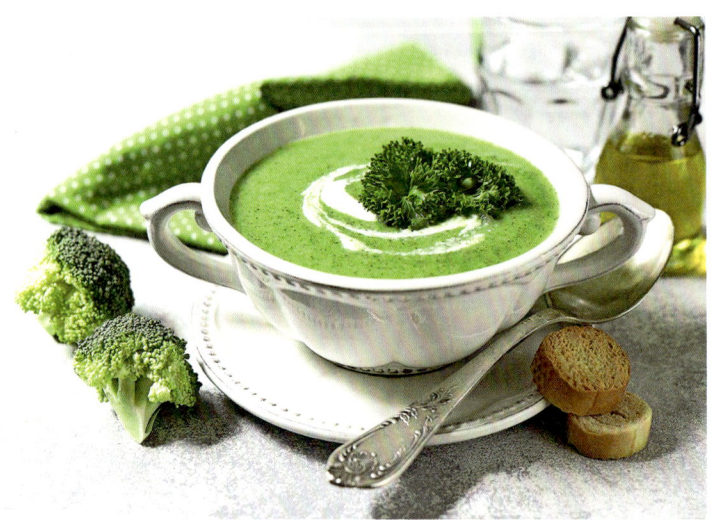

Die Forscher fanden außerdem heraus, dass dieser knorpelschützende Effekt unabhängig vom Körpergewicht ist. Eine wichtige Rolle spielte hingegen der hohe Anteil an Lauchgemüse, Zwiebeln und Knoblauch in der Ernährung. Verantwortlich dafür ist wohl der besondere Wirkstoff Diallyldisulfid, der in diesen Gemüsesorten enthalten ist. Im Labor wurde die knorpelerhaltende Wirkung dieser Substanz belegt.

In Knoblauch, Zwiebeln und Lauchgemüse finden sich noch weitere gesunde Stoffe, die die Entzündungsabwehr stärken und die Schutzmechanismen des Immunsystems gegen verschiedene Krankheitserreger stimulieren. Übrigens wirken rote Zwiebeln deutlich stärker als weiße.

!

Knoblauch, Zwiebeln und Lauchgemüse besitzen eine hohe antientzündliche Wirkung.

Omega-3-Fettsäuren

Die Entzündungsprozesse, die bei einer Arthrose auftreten, sind nicht nur schmerzhaft, sie beeinträchtigen auch die Qualität der Gelenkflüssigkeit. Denn aufgrund der Entzündung fehlen Nährstoffe, die Schmierfähigkeit geht zurück. Dadurch wiederum er-

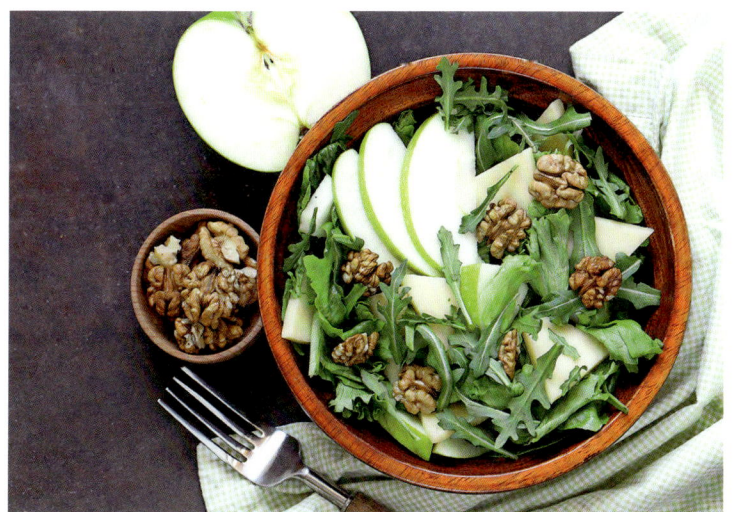

Walnüsse und Walnussöl enthalten reichlich Omega-3-Fettsäuren.

höht sich der Abrieb, was neue Entzündungen verursachen kann. Es entsteht also ein Teufelskreis, der durch die Arachidonsäure aufrechterhalten und stimuliert wird. Die Arachidonsäure, eine Omega-6-Fettsäure, die nur in tierischen Nahrungsmitteln vorhanden ist, regt den Körper dazu an, entzündungsfördernde Botenstoffe zu bilden.

Omega-3-Fettsäuren sind die natürlichen Gegenspieler der Arachidonsäure und daher in der Ernährung von Arthrose-Patienten besonders wichtig. Omega-3-Fettsäuren werden im Körper zu Eicosapentaensäure (EPA) umgewandelt, die mit der Arachidonsäure um dieselben Enzyme konkurriert und so verhindert, dass aus der Arachidonsäure Entzündungsstoffe gebildet werden. Demzufolge hilft eine Ernährung, die arm an Arachidonsäure und reich an Omega-3-Fettsäuren ist, bei der Reduktion der Entzündungsprozesse im Körper.

Die Wirksamkeit der Omega-3-Fettsäuren konnte in verschiedenen Schmerzstudien und Modellversuchen nachgewiesen werden. Sie sind in Fisch – vor allem Seefisch wie Lachs, Hering und Makrele –, Nüssen und einigen Pflanzenölen (z. B. Walnussöl) enthalten.

Vitamine, Mineralstoffe, Spurenelemente

Eine Ernährung, die reich an Vitaminen, Mineralstoffen und Spurenelementen ist, hilft deutlich dabei, das Fortschreiten einer Arthrose aufzuhalten. In den befallenen Gelenken üben freie Radikale vermehrt ihr zerstörerisches Werk aus, und die antioxidative Wirkung der Vitamine kann sie daran hindern. Mineralstoffe und Spurenelemente sind unter anderem dafür notwendig, dass Knochen, Knorpel, Muskeln, Bindegewebe und Nerven gesund und funktionstüchtig sind.

Antioxidantien

Antioxidantien schützen den Körper vor freien Radikalen. Freie Radikale sind aggressive Verbindungen, die bei verschiedenen Stoffwechselprozessen im Körper entstehen. Sie sorgen dafür, dass die schädliche Arachidonsäure freigesetzt wird, und aktivieren Enzyme, welche für die Bildung der Entzündungsstoffe notwendig sind. Darüber hinaus greifen sie den Gelenkknorpel an und können so den Abbau beschleunigen.

Besonders wirksame Antioxidantien sind die Vitamine C und E, die Spurenelemente Kupfer, Selen und Zink sowie verschiedene sekundäre Pflanzenstoffe. Diese schützenden Vitalstoffe sollten ein fester Bestandteil Ihrer Ernährung sein.

Sekundäre Pflanzenstoffe

Hinter diesem Oberbegriff verbergen sich mehr als 30.000 verschiedene Substanzen, die ausschließlich von Pflanzen gebildet werden – mit Ausnahme von Milch. In ihrer Funktion als Antioxidantien fangen sie gefährliche freie Radikale ab, darüber hinaus können sie die antioxidative Wirkung der Vitamine A, C und E um ein Vielfaches übertreffen bzw. steigern.

Die wichtigsten sekundären Pflanzenstoffe mit antioxidativer Wirkung sind:

Karotinoide: Alpha-Carotin, Beta-Carotin, Lykopin, Lutein und *Zeaxanthin:* in gelben und orangefarbenen Obst- und Gemüsesorten sowie dunkelgrünem Blattgemüse
Polyphenole: in Weizenkleie und Olivenöl
Flavonoide: in Äpfeln und Gemüse, Pflanzenöl und Fisch
Sulfide: in Zwiebeln, Knoblauch und Rettich

Lebensmittel, die wichtige Antioxidantien enthalten

Gemüse: Brokkoli, Grünkohl, Mangold, Knoblauch, Tomate, Zwiebel, Spinat, Weißkohl, Rote Bete
Obst: Ananas, Kirsche, Brombeere, Heidelbeere, Himbeere, Erdbeere, Wassermelone, Kiwi, Granatapfel, Apfel ▶▶

Fische: Lachs, Hering, Makrele, Sardelle
Kräuter: Bärlauch, Dill, Brennnessel, Ingwer, Kurkuma, Thymian
Fette: Leinöl, Rapsöl, Hanföl, Fischöl, Kokosöl
Nüsse und Saaten: Walnuss, Chia, Leinsamen, Pekanuss
Fermentierte Lebensmittel: Sauerkraut, Kimchi, Kombucha, Joghurt
und Kefir
Gewürze: schwarzer Pfeffer, Chili, Curry, Kurkuma, Zimt, Oregano

Vitamine

!

Es ist erwiesen, dass vor allem B-Vitamine gegen Schmerzen wirken.

Der positive Effekt der B-Vitamine auf Schmerzen ist nachgewiesen. Diese Vitamine können die Impulsübertragung an den Nervensträngen hemmen und die Produktion körpereigener schmerzdämpfender Botenstoffe steigern. Auf diese Weise können B-Vitamine die Therapie mit synthetischen Schmerzmitteln verkürzen bzw. die Dosierung senken. In klinischen Studien führte die Gabe von B-Vitaminen zu einer deutlichen Verbesserung der Wirkung von nicht-steroidalen Antirheumatika, und der Schmerzmittelverbrauch ging zurück.

Für Arthrose-Patienten ist das Vitamin B3 (Niacin) am wichtigsten. Es wirkt entzündungshemmend und unterstützt den Zellaufbau. Auch Folsäure verkürzt die Schmerztherapie, indem sie die Produktion körpereigener schmerzdämpfender Botenstoffe steigert.

Jede Entzündung, auch die im Rahmen einer Arthrose, ist durch die Anwesenheit von schädlichen Sauerstoffradikalen gekennzeichnet. Gegenspieler dieser Sauerstoffradikale sind die Vitamine C und E, auch Antioxidantien genannt. Sie sind hauptsächlich in Gemüse, Obst, Vollkornprodukten und Nüssen enthalten. Darüber hinaus können Vitamin C und Vitamin E Schmerzen lindern, speziell bei Rücken- und Muskelschmerzen. Vitamin C kann außerdem bestimmte Eiweißstrukturen (Kollagen) in den Gelenken stabilisieren.

Vitamin E gehört zu den fettlöslichen Vitaminen und wirkt stark antioxidativ, es bekämpft die freien Radikale, die den Gelenkknorpel angreifen können und Entzündungen fördern. Außerdem schützt Vitamin E den Regenerationsprozess des Knorpels bei Arthrose. Bei einer aktivierten Arthrose wirkt es der Entzündung direkt im Gelenk entgegen und verlangsamt ihr Fortschreiten. Vitamin E hemmt zusätzlich Enzyme und Botenstoffe, die eine Entzündung aktivieren und unterstützen können.

Es gibt Studien zu Vitamin E, die seine Wirksamkeit bei Arthrose-Patienten belegen. So wirken zum Beispiel täglich 500 mg Vitamin E genauso gut wie das Schmerzmittel Diclofenac. Eine Kombination von Vitamin E, dem Spurenelement Selen und Omega-3-Fettsäuren verringerte den Bedarf an Schmerzmitteln um 62 % und an Cortison um 34 %.

Mit Hilfe von Vitamin D (Cholecalciferol) wird Kalzium in den Knochen eingebaut, so trägt das Vitamin zur Knochenstabilität bei. Ein Vitamin-D-Mangel beeinträchtigt den Knochenstoffwechsel, weshalb dieser die krankhaften Veränderungen nicht mehr regulieren kann.

Vitamin D wird in der Haut gebildet, allerdings nur dann, wenn die Haut dem Sonnenlicht ausgesetzt ist. Wenn Sie sich von März bis September zwei- bis dreimal pro Woche für 5 bis 30 Minuten der Sonne aussetzen, bauen Sie ausreichend Vitamin D auch für den Winter auf, während dem kein Vitamin D gebildet werden kann. Über die Nahrung lassen sich dagegen lediglich 20 % des täglichen Vitamin-D-Bedarfs decken. Hauptlieferanten sind Fisch, Fleisch, Eigelb, Leber, Butter, Pilze.

Vitamin K ist eher bekannt für seine Wirkung auf die Blutgerinnung, doch es ist auch für die Knochen wichtig. So beeinträchtigt ein Vitamin-K-Mangel die Knorpel- und Knochenbildung und unterstützt die Entwicklung bzw. das Fortschreiten einer Arthrose.

!

Bei einem Mangel an Vitamin D ist der Stoffwechsel des Knochens beeinträchtigt und er hat den krankhaften Veränderungen nicht genügend entgegenzusetzen.

Mineralstoffe

Aus naturheilkundlicher Sicht geht eine Arthrose immer mit einem Mineralstoffmangel einher, daher ist eine ausreichende Versorgung mit Mineralstoffen ein weiterer Baustein einer gesunden Ernährung. Bei Mineralstoffen handelt es sich um anorganische Substanzen, die unter anderem für die Funktion von Knochen, Muskeln und Nerven wichtig sind, zudem wirken sie entzündungshemmend. Da der Körper die Mineralstoffe nicht selbst herstellen kann, müssen sie mit der Nahrung aufgenommen werden.

Milch, Joghurt und Käse sind optionale Kalziumlieferanten.

Bei Arthrose steht an erster Stelle das Magnesium, denn ein Magnesiumdefizit kann die Entstehung chronischer Entzündun-

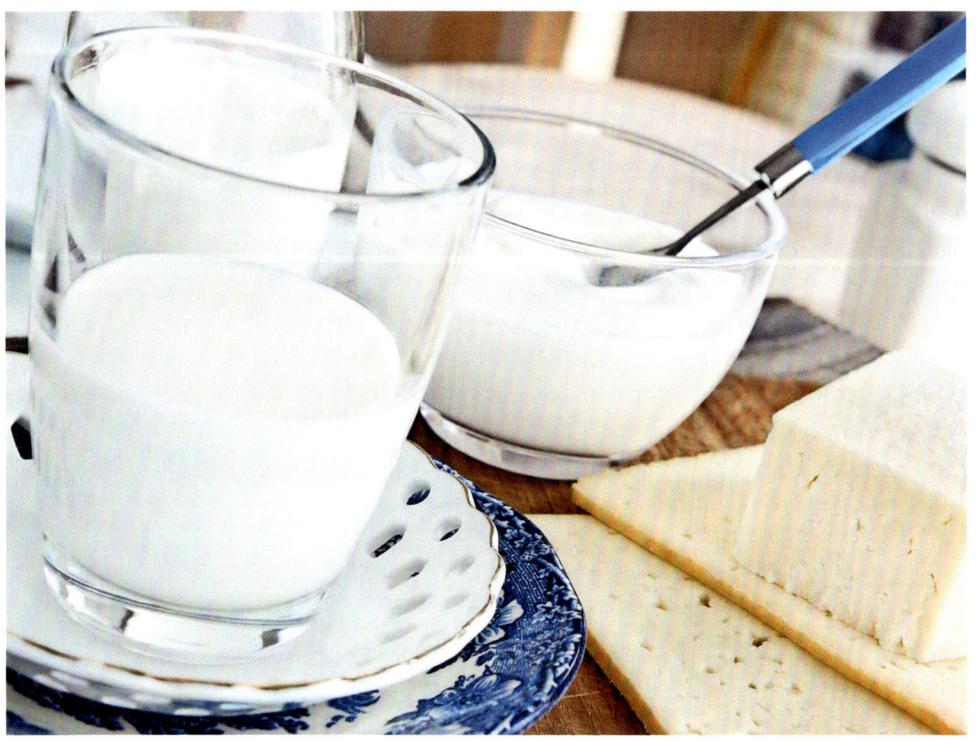

gen fördern. Magnesium bietet auch einen effektiven Schutz vor freien Radikalen. Amarant, Hirse, Vollkornreis, Sonnenblumenkerne, Mandeln, Meeresalgen, Mangold, Spinat, Brennnesseln, Basilikum und Salbei haben einen hohen Gehalt an Magnesium.

Ebenso wichtig ist Kalzium, der elementare Baustoff für die Knochen. Hochwertige Kalziumlieferanten sind unter anderem Milch und Milchprodukte wie Käse oder Joghurt. Es genügt allerdings nicht, genügend Kalzium aufzunehmen, es muss auch optimal verwertet werden können. Dafür wiederum ist Vitamin D notwendig.

Spurenelemente

Als Spurenelemente werden diejenigen Mineralstoffe bezeichnet, die der Körper nur in sehr geringen Mengen – also in Spuren – benötigt. Trotzdem sind auch sie lebensnotwendige Elemente. Folgende Spurenelemente sind im Rahmen einer Ernährung bei Arthrose wichtig:

Zink wirkt unter anderem am Aufbau von Kollagenfasern mit und ist enthalten in vielen Enzymen und Hormonen. Bei einem Zinkmangel können natürlich ablaufende Reparaturvorgänge im geschädigten Gelenk nicht ablaufen. Es ist enthalten in Schalentieren und Weizenkeimen.

Selen ist ein Radikalfänger und beteiligt am Stoffwechsel der Schilddrüse. Graupen, Salatgurken und Paranüsse enthalten Selen, allerdings nur in kleinen Mengen. Selenreich sind Kokosnüsse und Sesam (ca. 800 µg/100 g). Da man Selen überdosieren kann, sollten Sie die maximalen Aufnahmewerte beachten.

!

Heute empfiehlt man Erwachsenen die Zufuhr von 55 bis max. 100 µg Selen pro Tag.

Fluorid ist notwendig für die Mineralisation von Knochen und Zähnen. Es findet sich in Sardinen und schwarzem Tee, Speisesalz, Wasser und Milch.

Mangan ist ein Enzymbestandteil und wichtig für die Bildung von Bindegewebe. Besonders viel Mangan ist in Bananen und Roter Bete enthalten.

Gesunde Ernährung bei Arthrose – ein Tagesplan

Wenn Sie die Ernährungsratschläge umsetzen, könnte ein Tagesplan so aussehen:

- **Frühstück:** Quark mit Früchten und Leinöl oder Vollkornbrot mit Frischkäse und Rohkost
- **Snack:** grüner Smoothie
- **Mittagessen:** Mischkost, zum Beispiel zwei Handvoll Dinkelpasta oder Naturreis, dazu drei Handvoll Gemüse nach Wahl
- **Abendessen:** beispielsweise Gemüsesuppe oder gedünsteter Fisch mit Gemüse

Zwischenmahlzeiten sollten Sie möglichst keine essen. Wenn Sie nicht darauf verzichten können, dann greifen Sie zu Nüssen oder Trockenfrüchten. Auch ein Smoothie ist möglich, zum Beispiel mit Löwenzahn, Salatgurke, Heidelbeeren, Grapefruit, Brombeeren und Blättern von Rote Bete, Kohlrabi oder Möhren.

Gute tägliche Lieferanten von Antioxidantien sind Vitamin C (Zitrusfrüchte) und Vitamin E (Pflanzenöle, Nüsse), grüner Tee, Kakao und Kaffee, Erdbeeren und Heidelbeeren. Dazu essen Sie täglich Salatgurke – die das schmerzstillende Spurenelement Bor enthält.

Geeignete Lebensmittel auf einen Blick

Brot, Getreide und Beilagen wie Nudeln, Kartoffeln, Reis (2 faustgroße Portionen pro Tag)

Gut: Vollkornbrot, Haferflocken, Müsli ohne Zucker, Vollkornnudeln, Vollkornreis, Pellkartoffeln

Besser nicht: Weißbrot, Toastbrot, Croissant, Knäckebrot, Zwieback, Weizen- und Milchbrötchen, Laugengebäck, Hartweizennudeln, geschälter Reis, Pommes, Kroketten, Kartoffelbrei, Pfannkuchen, Kartoffelpuffer

Snacks und Süßes

Besser nicht: Süßigkeiten, süße Backwaren, süße Milchprodukte, Eiscreme, Chips, Salzgebäck

Obst (1 bis 2 faustgroße Portionen pro Tag)

Gut: Aprikosen, Brombeeren, Clementinen, Erdbeeren, Heidelbeeren, Himbeeren, Johannisbeeren, Sauerkirschen, Kiwi, Nektarinen, Papaya, Orangen, Pflaumen, Pfirsiche, Stachelbeeren, Äpfel, Wassermelone, Zwetschgen
In Maßen: Banane, Weintrauben, Kirsche, Ananas, Mango, Honigmelone, Birne
Besser nicht: Gezuckerte Obstkonserven, kandiertes Trockenobst und Obstmus

> **!**
> Kirschen gelten nach aktuellen Forschungen als die potentesten natürlichen Entzündungshemmer. Grund dafür ist der Pflanzenfarbstoff Anthocyan, der oxidative Prozesse im Körper blockiert.

Gemüse (2 bis 3 faustgroße Portionen pro Tag)

Gut: Alle Salatsorten, Bohnen, Linsen, Erbsen, Möhren, Salatgurke, Fenchel, Artischocken, Spinat, Zucchini, alle Kohlarten, Radieschen, Spargel, Sauerkraut und alle Pilzarten
In Maßen: Mais, Süßkartoffeln und Nachtschattengewächse wie Auberginen, Tomaten, Chilischoten, Paprika – insbesondere grüne

Fisch und Meeresfrüchte

Gut: Aal, Flusskrebs, Forelle, Garnelen, Hummer, Shrimps, Krabben, Heilbutt, Hering, Kabeljau, Karpfen, Lachs, Makrele, Sardine, Sardelle, Scholle, Seezunge, Steinbutt, Thunfisch
Besser nicht: Fisch in Mayonnaise oder Sahne eingelegt

Wurstwaren und Fleisch (max. 1 bis 2 faustgroße Portionen pro Woche)

Gut: Putenbrustaufschnitt, Hühnerfleisch
In Maßen: Rinderfilet, Kalbfleisch oder Wild
Besser nicht: Schweinefleisch wie Schinkenspeck, Leberkäse, Nackenfleisch, Bauchspeck, Wurstwaren, paniertes Fleisch

Milch und Milchprodukte, Käse, Eier

In Maßen (bis 300 ml tägl.): Milch 1,5 % Fett, Buttermilch, Speisequark 20 % Fett, Naturjoghurt 1,5 % Fett, Käse bis 45 % Fett i. Tr., Eier (max. 3 Stück pro Woche)

Besser nicht: Mayonnaise, Sahne, Schmand, Crème fraîche, Pudding, Milchreis, Fruchtjoghurt, Fruchtquark, Kakaozubereitungen, Fruchtbuttermilch

!

Die gesunden Fette in Nüssen wirken Entzündungen entgegen.

Nüsse und Samen (1 kleine Handvoll pro Tag)

Gut: Mandeln, Walnüsse, Haselnüsse, Cashewnüsse und Macadamianüsse, Pinienkerne, Kürbiskerne und Sonnenblumenkerne

Besser nicht: Erdnüsse und gesalzene Nüsse

Fette und Öle (ca. 2 EL pro Tag)

Gut: Olivenöl, Rapsöl, Walnussöl, Leinöl, Weizenkeimöl, Sojaöl

In Maßen: Butter

Besser nicht: Schweine-, Gänse- und Butterschmalz, Palmfett, Sonnenblumenöl, Distelöl

Getränke (ca. 2 L pro Tag)

Gut: Wasser, ungezuckerter Tee, bis zu drei Tassen Kaffee, am besten mit Milchersatz

Besser nicht: Fruchtsaft, Softdrinks, Milchmixgetränke, Sojamilch, Alkohol

Gewürze (1 Msp. 2 x pro Tag)

Gut: Kreuzkümmel (Kumin), Koriander, Muskat, Gelbwurz (Kurkuma)

Zusatzstoffe in Lebensmitteln

Idealerweise bereiten wir unsere Mahlzeiten selbst zu, mit frischen Produkten. Doch das ist nicht immer möglich.

Die Lebensmittelindustrie verwendet zahlreiche Zusatzstoffe, die den Lebensmitteln aus den unterschiedlichsten Gründen beigemengt werden: Konservierungsstoffe, Farbstoffe, Emulgatoren, Geschmacksverstärker und chemische Ersatzstoffe. Auf manche dieser Stoffe kann der Körper mit Abwehr reagieren, also mit Stress und Anspannung. Dies fördert Entzündungen und verstärkt Schmerz und Arthrose.

Wenn Sie daher Fertigprodukte oder Convenience-Produkte welcher Art auch immer verwenden, dann schauen Sie sich bitte die Zutatenliste genau an. Wählen Sie Produkte mit möglichst wenigen Zusatzstoffen. Und wenn Sie beobachten, dass Sie auf bestimmte Stoffe reagieren, meiden Sie diese zukünftig, so gut es geht.

Warum Normalgewicht so wichtig ist

Anhaltendes Übergewicht schadet den Gelenken und ist damit ein erheblicher Risikofaktor für Arthrose. Je mehr Gewicht auf den Gelenken lastet, umso schneller nutzt sich die Knorpelschicht ab. Außerdem vermutet man, dass bestimmte Hormone im Fettgewebe einen Einfluss auf die Arthrose haben. Studien zeigten, dass eine Verringerung des Gewichts die Schmerzen in tragenden Gelenken fast genauso gut lindert wie die Einnahme entzündungshemmender Medikamente.

Davon abgesehen beeinträchtigt jedes zusätzliche Kilo die tragenden Gelenke doppelt und dreifach: So belasten Sie beim normalen Gehen die Knie mit dem 2,5-Fachen des Körpergewichts, beim Hinabsteigen einer Treppe sogar um das 3,5-Fache.

Dabei sind weniger die Gewichtsschwankungen gemeint, die viele kennen oder die beispielsweise im Rahmen von Schwangerschaft natürlich sind. Vielmehr geht es um Übergewicht, das

!

Leider belastet jedes Kilo zuviel die Gelenke.

über einen langen Zeitraum besteht. Wer über viele Jahre übergewichtig ist, hat ein deutlich höheres Risiko, an Arthrose zu erkranken, als Normalgewichtige. Je dicker man ist, desto höher ist das Risiko.

Überflüssiges Gewicht abzubauen bedeutet also, das Arthrose-Risiko zu senken bzw. ihr Fortschreiten zu verzögern. Als positive Nebeneffekte sinkt das Risiko für Zuckerkrankheit (Diabetes Typ 2), Bluthochdruck, Fettstoffwechselstörungen, Gicht sowie Herz-Kreislauf-Erkrankungen und damit die Gefahr für Herzinfarkt und Schlaganfall.

Bin ich überhaupt zu dick?

Ob Sie übergewichtig sind, hat nichts damit zu tun, ob Sie sich persönlich „zu dick" fühlen. Es gibt ein paar einfache Methoden, anhand derer das Körpergewicht beurteilt wird.

Body-Mass-Index (BMI) als Orientierung

Beispielsweise gilt der Body-Mass-Index (BMI) weltweit als Orientierung für das Sollgewicht eines Erwachsenen. Er beschreibt das Verhältnis von Körpergewicht und Körpergröße, und da dieser Wert meistens eng mit dem Körperfettgehalt zusammenhängt, ist er gut geeignet, um das Risiko von Übergewicht zu beurteilen. Der BMI hat aber auch seine Schwächen, denn er unterscheidet nicht zwischen Fett- und Muskelmasse. Eine Sportskanone mit vielen Muskeln hat automatisch einen hohen BMI, doch Abnehmen ist in diesem Fall natürlich kein Thema. Zudem muss das Alter der Person berücksichtigt werden, da sich der Stoffwechsel mit zunehmendem Alter verändert. Aber in jedem Fall wird ein BMI über 30 als krankhaftes Übergewicht (Adipositas) eingestuft, und dann ist es dringend notwendig, ein paar Pfunde abzuspecken.

Der Body-Mass-Index (BMI)
Die Formel für den BMI lautet:
Körpergewicht in kg : (Körpergröße in m)^2
Beispiel: 70 kg : (1,70 m x 1,70 m)2 = 70 : 2,89 = 24,2

Die Kategorien des BMI:
Untergewicht: < 19
Normalgewicht: 19–25
Übergewicht: 25–30
Adipositas (Fettleibigkeit): >30

Der optimale BMI ab 35 Jahre:
35–44 Jahre: 21–26
45–54 Jahre: 22–27
55–64 Jahre: 23–28
älter als 65 Jahre: 24–29

Schädliches Bauchfett

Der BMI kann als Orientierung dienen, inzwischen ist jedoch die Verteilung des Fetts in den Mittelpunkt gerückt. Vor allem das Bauchfett gilt als Risikofaktor. Unter anderem erzeugen die Fettzellen im Bauchraum besonders viele schädliche Hormone, die den gesamten Stoffwechsel beeinflussen und beispielsweise Entzündungen fördern.

So messen Sie den Umfang Ihrer Taille: Stellen Sie sich aufrecht, mit entspanntem Bauch hin und legen Sie das Maßband einen Fingerbreit über dem Bauchnabel an.

Bei Frauen ist das gesundheitliche Risiko bei einem Taillenumfang ab 88 cm deutlich erhöht, bei Männern liegt der Grenzwert bei 102 cm. Für beide Geschlechter gilt dieser Wert relativ unabhängig von der Körpergröße.

Es gibt auch eine gute Nachricht: Auch wenn es generell schwierig ist abzunehmen – das Bauchfett ist relativ leicht loszu-

!

Wenn Ihr Taillenumfang die kritische Grenze erreicht hat, sollten Sie unbedingt abnehmen.

werden. Denn der Körper gewinnt bevorzugt Energie aus dem Bauchfett, und es spricht zudem besonders gut auf sportliche Aktivitäten an. Wenn Sie also auch nur ein paar Kilo abnehmen, schmelzen als erstes die Ringe an der Taille.

Abnehmen – so gelingt es

Es hilft alles nichts, aber falls Sie zu viele Kilos mit sich herumtragen, müssen sie weg, wenn sich Ihre Arthrose bessern soll. Wahrscheinlich wissen Sie bereits, warum Sie zu viel wiegen. Meistens liegt es nicht daran, dass man zu viel isst, sondern dass man das Falsche isst. Also lautet die Devise nicht, weniger zu essen, sondern gesünder. Was heißt das für Ihren Alltag? Essen Sie viel Obst und Gemüse sowie Vollkornprodukte, Hülsenfrüchte, Salat, Seefisch und Kartoffeln; essen Sie wenig Salz und Fett. Kommt Ihnen das bekannt vor? Ja, es ist die gesunde Ernährung, von der wir bereits sprachen, und die Ihnen nicht nur hilft, abzunehmen, sondern nebenbei auch Entzündungen reduziert.

Führen Sie ein Ernährungstagebuch

Wenn Sie der Meinung sind, Sie würden doch gar nicht so viel essen und werden trotzdem dicker, dann nehmen Sie sich die Zeit, über Ihre Ernährung Buch zu führen. Schreiben Sie eine Woche lang minutiös alles auf, was Sie im Laufe des Tages zu sich nehmen – auch das kleinste Gummibärchen zwischendurch! Am Ende der Woche sehen Sie sich die Liste an, schreiben jeweils die ungefähre Kalorienzahl dazu und zählen die Kalorien zusammen. Sie werden staunen – und sehen, wo Sie einsparen können.

Abnehmen ohne Stress

Für Sie als Arthrose-Patient gilt: Jedes Pfund, das Sie zu viel mit sich herumschleppen, belastet Ihre Knochen und Gelenke und verstärkt somit Ihre Schmerzen. Um diese Last zu verringern, heißt es also Ernährungsfehler zu korrigieren und ungesundes Übergewicht abzubauen.

Doch machen Sie sich bitte keinen Stress. Die überflüssigen Pfunde sind nicht von heute auf morgen auf Ihren Hüften gelandet, sie werden also nicht übermorgen wieder verschwunden sein. Wichtig ist, dass Sie sich Zeit lassen und Geduld haben: Nicht der Crash auf der Waage zählt, sondern die langsame und nachhaltige Gewichtsreduktion.

Setzen Sie sich kleine, realistische Ziele. Wenn Sie zum Beispiel 10 kg abnehmen möchten, dann teilen Sie den Weg dahin in Etappen auf: 1 kg pro Woche oder auch 2 kg im Monat. Die Zwischenziele müssen erreichbar sein, sonst besteht die Gefahr, dass Sie den Mut verlieren und abbrechen. Lassen Sie sich auch von Rückschritten nicht frustrieren. Haken Sie sie ab und machen Sie weiter im Programm. Sie schaffen es.

Wie Sie sicher wissen, ist das Angebot an Diäten und Methoden zum Abnehmen unendlich groß. Manche funktionieren gut, manche weniger gut, die meisten gar nicht. Vor allem Crashdiäten sind zum Abnehmen ungeeignet, denn sie haben fast immer den Jojo-Effekt zur Folge: So schnell die Pfunde verschwunden sind, so schnell sind sie auch wieder da.

Wenn Sie abnehmen möchte, sollen Sie gesund essen und dürfen nicht hungern. Hier stelle ich Ihnen zwei Möglichkeiten vor, die diese beiden Anforderungen erfüllen.

> **!**
> Wenn Sie abnehmen möchten, dürfen Sie nicht hungern. Essen Sie sich gesund satt.

Volumetrics: weniger wiegen durch mehr Volumen

Das Volumetrics-Prinzip basiert auf der Annahme, dass die Menge (das Volumen) der Nahrung für die Sättigung entscheidend ist und nicht der Brennwert der Speisen.

Die Theorie: Beim Essen wird ein Dehnungsreiz der Magenwand ausgelöst. Magen-Nerven-Rezeptoren messen die Menge der Nahrung und den Druck auf die Magenwand und senden Signale an das Gehirn. Dort lösen sie ein Völlegefühl aus, wenn eine bestimmte Grenze erreicht ist. Nerven im Zwischenhirn sorgen dann dafür, dass man nicht weiter isst. Wird das Essen verdaut, leert sich der Magen und man wird wieder hungrig. Größere Mahlzeiten füllen den Magen für einen längeren Zeitraum und sättigen daher besser als kleine Portionen. Das bedeutet, dass es sinnvoller ist, dreimal am Tag eine größere statt – wie noch bis vor kurzem empfohlen wurde – fünfmal eine kleinere Mahlzeit zu essen.

Die Sättigungssignale entstehen weitgehend unabhängig davon, wie viel Energie die jeweilige Nahrung enthält: 80 % der Sättigung gehen auf das Volumen und nicht die Menge der Kalorien zurück. Die logische Folgerung ist: Je mehr Kalorien ein Lebensmittel enthält, desto mehr Energie nehmen wir auf – bei gleichem Sättigungseffekt. Wenn Sie sich an Schnitzel satt essen, haben Sie 550 kcal zu sich genommen. Essen Sie sich hingegen an Gemüse satt, kommen Sie auf einen Energiegehalt von nur 150 kcal.

Dass Gemüse kalorienarm den Magen füllt, ist nicht überraschend. Anders sieht es beim Brot aus: Es ist zu trocken, um ein günstiger Sattmacher zu sein, hier sind Kartoffeln eindeutig besser. Denn beim Volumen spielt Flüssigkeit eine zentrale Rolle. Gemüse und Obst bestehen zu 90 % aus Wasser, daher sättigen sie.

!

Eine extrem hohe Energiedichte haben Nussnugatcreme, geröstete Erdnüsse und Kartoffelchips. Diese sollten Sie von Ihrem Speiseplan verbannen.

Abnehmen mit mehr Volumen und weniger Kalorien

- Essen Sie Gemüse, Salat, Obst, gegarte Kartoffeln, Reis, Nudeln, mageres Fleisch und gekochter Schinken sowie fettarme Milchprodukte.
- Wunderbare Magenfüller sind Suppen – aber nur, wenn sie nicht püriert sind! Enthalten sie Gemüsestückchen oder Ähnliches, sind sie ein toller Sattmacher.
- Trinken Sie mindestens zwei Liter am Tag – vor allem Wasser, aber auch ungesüßte Tees.
- Essen Sie nur drei Mahlzeiten am Tag.
- Essen Sie nur, wenn Sie Hunger haben.
- Hören Sie auf zu essen, wenn Sie satt sind. Langsam und bewusst zu essen, hilft Ihnen, die Signale wahrzunehmen.

Abnehmen im Schlaf – das geht tatsächlich!

Wenn Sie Zucker essen, gelangt er im Laufe der Verdauung ins Blut und es wird Insulin ausgeschüttet. Der Zucker wird dann in die Körperzellen aufgenommen und es entsteht Energie. Insulin sorgt aber auch dafür, dass überschüssige Energie gespeichert und Fett nicht abgebaut wird. Bekommt der Körper also nur wenig Insulin, kann er überschüssige Energie nicht so einfach als Hüftgold anlegen.

Isst man vor allem abends keine Lebensmittel, die eine Insulinausschüttung hervorrufen könnten, also keine Kohlenhydrate, muss der Körper an seine Energiereserven. Zur Not bildet der Körper den erforderlichen Traubenzucker fürs Gehirn aus Fett – und greift damit seine Fettdepots an!

Wichtig ist auch, dass Sie möglichst nur ungezuckerte Getränke zu sich nehmen: Wasser, Schorlen und ungesüßten Tee. Gerade Tees gibt es in zahlreichen Geschmacksrichtungen. Während des Abspeckens sollten Sie auch auf Trockenfrüchte verzichten, da sie sehr viel natürlichen Zucker enthalten.

> **!**
> Kohlenhydrate werden im Laufe der Verdauung zu Zucker abgebaut. Deshalb sollten Sie versuchen, abends auf kohlenhydratreiche Lebensmittel zu verzichten.

!

Ausreichend Bewegung unterstützt das Abnehmen immer – auch beim Schlank-im-Schlaf-Prinzip.

Wer abends die Kohlenhydrate reduziert, wird quasi im Tiefschlaf schlank.

Schlafen Sie sich schlank

- Morgens und mittags essen Sie reichlich Kohlenhydrate, natürlich mit Obst bzw. Gemüse und gerne auch mit Fleisch. Die Kohlenhydrate sollten jedoch im Vordergrund stehen – und achten Sie darauf, dass die Mahlzeiten nicht zu fett sind.
- Am Abend steht Eiweiß auf dem Speiseplan, auf Kohlenhydrate sollten Sie so weit wie möglich verzichten. Gemüse, Salat, Fisch und Fleisch bietet eine große Auswahl. Achten Sie auch hier auf einen moderaten Fettgehalt.
- Keine Snacks, auch keine süßen Getränke.
- Sie nehmen drei Mahlzeiten zu sich, mit möglichst fünf Stunden Pause dazwischen.
- Auch hier nehmen Sie möglichst nur ungezuckerte Getränke zu sich zu sich, also Wasser und ungesüßten Tee. Zum Mittagessen können Sie sich auch mal eine Schorle gönnen.

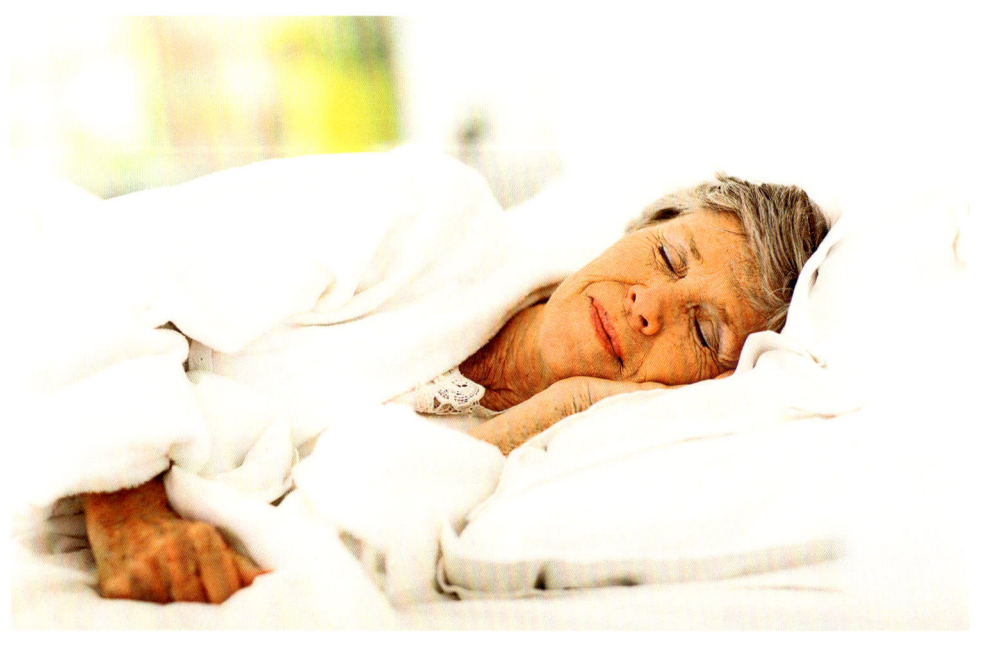

Heilfasten bei Arthrose

Heilfasten kann Arthrose nicht heilen, schon gar nicht, wenn die Knorpelsubstanz bereits weitgehend zerstört ist. Patienten berichten jedoch von deutlich weniger Schmerzen. Gründe dafür sind vermutlich die Gewichtsreduktion, außerdem wird durch das Fasten die Durchblutung verbessert, sodass die Gelenke auch besser mit Nährstoffen versorgt werden. Verschiedene Studien und Erfahrungen in fast allen spezialisierten Fastenkliniken kamen zu ähnlichen Ergebnissen: Heilfasten hat auch bei chronischen Schmerzerkrankungen des Bewegungsapparates einen deutlichen positiven Effekt. Dies ist sicher auch dadurch bedingt, dass die Fastentherapie den Patienten zu neuen, gesunden Ernährungsgewohnheiten animiert und auch zu einem gesundheitsfördernden Lebensstil.

!

Viele Patienten können nach einer Fastenkur die Dosis ihrer NSAR erheblich reduzieren.

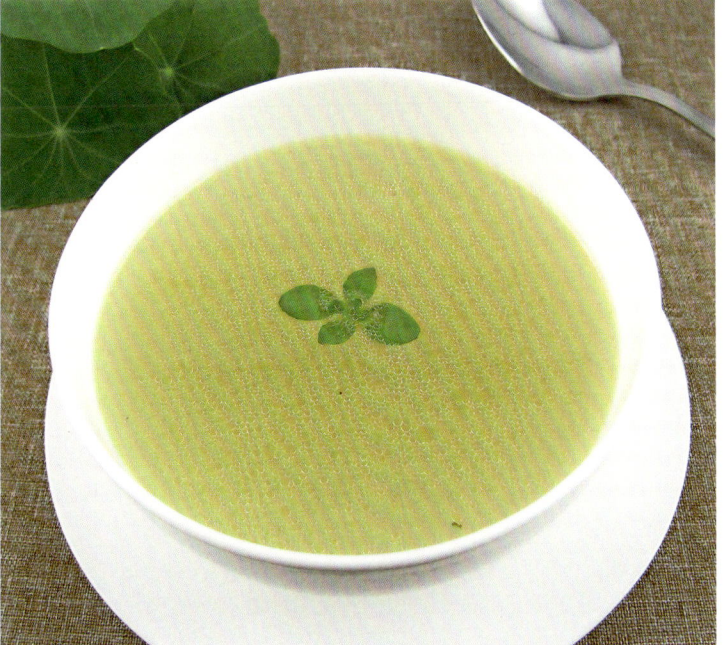

Heilfasten hat einen positiven Effekt bei chronischen Schmerzerkrankungen.

Wie wird gefastet?

Heilfasten bedeutet nicht, über einen bestimmten Zeitraum auf jegliche Nahrung zu verzichten, mit allen Folgen für den Stoffwechsel. Dies wäre insbesondere für Arthrose-Patienten kontraproduktiv, die Beschwerden würden sich noch verstärken. Beim Heilfasten nimmt der Fastende unter 500 kcal pro Tag zu sich und wird in der Regel dabei ärztlich begleitet. In der Praxis läuft Heilfasten immer ähnlich ab:

Nach einem Gesundheitscheck durch den Arzt essen Sie an den ersten Tagen, den sogenannten Entlastungstagen, nur Obst oder Reis, um den Magen auf das Fasten einzustellen. Schwer verdauliche Nahrungsmittel wie fettes Fleisch, Süßigkeiten etc. und Genussmittel sind tabu.

Vor dem eigentlichen Fasten wird abgeführt, am besten mit einem natürlichen Abführmittel wie in Wasser aufgelöstem Glaubersalz. Dies regt den Darm an, der sich innerhalb relativ kurzer Zeit komplett entleert. Auf diese Weise verschwindet auch das Hungergefühl, das Heilfasten wird dadurch viel leichter.

Nun geht das Fasten richtig los. Beim strengen Heilfasten gibt es nur Wasser, Kräuter- und Früchtetees, Gemüsebrühe sowie Obst- und Gemüsesäfte. Beim modifizierten Fasten wie zum Beispiel nach Buchinger gibt es auch noch andere Nahrung wie Honig oder Buttermilch. Entscheidend ist, dass Sie pro Tag mindestens 3 Liter Flüssigkeit zu sich nehmen.

Während des Heilfastens sind natürlich keine sportlichen Höchstleistungen notwendig, aber Walken, Schwimmen oder Radfahren bringen den Kreislauf in Schwung. Die Fastendauer ist variabel und hängt von der Konstitution ab und auch davon, ob sie zu Hause oder in einer Fastenklinik fasten. Sie reicht von 7 bis zu 28 Tagen.

Sie beenden das Fasten in der Regel damit, dass Sie einen Apfel essen, den Sie langsam und gründlich kauen. So beugen Sie einer Überlastung des Magen-Darm-Systems vor. Nach einigen

!

Ohne Begleitung zu Hause zu fasten ist nur zu empfehlen, wenn Sie bereits Fastenerfahrung haben.

Stunden gibt es kleine Portionen von Reis, Kartoffelbrei oder anderen leicht verdaulichen Nahrungsmitteln. Um den Körper nach dem Heilfasten wieder an die übliche Nahrung zu gewöhnen, sind mehrere Aufbautage nötig.

Eine große Herausforderung

Weitgehend auf Nahrung zu verzichten ist für den Körper und für den Geist eine große Herausforderung. Man fühlt man sich an manchen Tagen alles andere als vital und wird statt von Höhenflügen eher von Fastenkrisen heimgesucht, die sich in Schwindelgefühlen, Kopfschmerzen, Fieber, Gliederschmerzen, starker Müdigkeit und Unlustgefühlen äußern. An solchen Tagen sollten Sie sich möglichst schonen und ausruhen. Sorgen Sie daher dafür, dass Sie während des Fastens genügend Zeit haben, sich zurückzuziehen. In der Regel ist es gut, im Urlaub zu fasten bzw. in dieser Zeit nicht viele Termine zu vereinbaren.

Fastenmethoden

Am weitesten verbreitet sind bei uns das Heilfasten nach Otto Buchinger (1935) und die Milch-Semmel-Kur nach F. X. Mayr (1921) bzw. die modifizierten Varianten wie das Molkefasten und das Schleimfasten. Diese Methoden eignen sich auch, wenn Sie an Arthrose leiden.

Experten empfehlen bei Arthrose auch das Intervallfasten, und zwar in dieser Variante: Sie essen 16 Stunden lang nichts, in den verbleibenden acht Stunden nehmen Sie zwei gesunde Mahlzeiten zu sich. Wenn Sie zum Beispiel um 18 Uhr abends essen, dürfen Sie am nächsten Morgen um 10 Uhr wieder frühstücken. Bei dieser Methode kommt der Darm zur Ruhe, was sich positiv auf Entzündungsprozesse auswirkt, und in den 16 Stunden ohne feste Nahrung – faktisch ein verlängertes Nachtfasten – baut der Körper Fett ab und Sie nehmen ab. Snacks zwischen den Mahlzeiten sind natürlich tabu, Sie dürfen aber reichlich trinken, zum Beispiel Wasser oder ungesüßten Tee.

Wie wirkt sich Heilfasten auf eine Arthrose aus?

Eine Studie mit insgesamt 30 Arthrose-Patienten (22 Frauen und acht Männer) zeigt, wie günstig sich Heilfasten bei Arthrose auswirkt. Die Patienten litten an schmerzhafter Polyarthrose bzw. einer Arthrose des Knie- oder des Hüftgelenks. Sie wurden vor dem Fasten sowie ein bis drei Monate nach Beendigung des Fastens ärztlich untersucht.

Gefastet wurde nach der Buchinger-Methode: insgesamt 15-tägiges Heilfasten mit Tee und Saft, davon drei Entlastungstage, acht Fastentage (300 kcal pro Tag) und vier Aufbautage (850 bis 1600 kcal pro Tag).

Bewertet wurden folgende Parameter:

- Allgemeine Schmerzintensität sowie spezifische Anlauf-, Belastungs- und Ruheschmerzen sowie die Druckschmerzschwelle
- Verbrauch an schmerzstillenden oder schmerzlindernden Medikamenten
- Allgemeine Befindlichkeit mittels eines US-amerikanischen standardisierten Fragebogens zur Beurteilung des Gesundheitszustandes von Arthrose- und Arthritis-Patienten (Arthrose-Index)
- Gelenkbeweglichkeit
- Gewicht mittels BMI
- Laborparameter wie Elektrolyte, Glukose, Leber-, Nieren- und Fettstoffwechsel, Entzündungsparameter
- Blutdruck und Puls
- Beurteilung des Arztes sowie des Patienten

Alle Studienteilnehmer nahmen deutlich ab, teilweise mehr als 10 kg. Die Schmerzintensität ging bei allen Patienten zurück, vor allem in den 15 Fastentagen. Belastungs-, Anlauf- und Ruheschmerz wurden positiv beeinflusst. Besonders die Patienten mit einer Polyarthrose, die über sehr starke Schmerzen klagten, profitierten von dem Fasten. Steifigkeit und Gelenkfunktion verbesserten sich ebenfalls immens, dieser Effekt war auch drei Monate nach Ende der Fastenkur noch erkennbar. Die Beweglichkeit nahm bei allen Patienten zu, hier zeigten die Patienten mit einer Hüftarthrose die besten Ergebnisse. Das Fazit kann nur lauten: Heilfasten nach Buchinger ist ein ausgezeichnetes schmerztherapeutisches Instrument für chronisch leidende, in ihrer Bewegung merklich eingeschränkte Arthrose-Patienten.

Fasten lindert Schmerzen

Eine Untersuchung des Kompetenzzentrums Naturheilverfahren des Universitätsklinikums Jena bestätigt, was schon lange vermutet wurde: Fasten lindert bei Arthrose-Patienten die Schmerzen. So gingen beim kontrollierten Saftfasten nach Buchinger bereits nach 15 Tagen die Schmerzen in den Gelenken deutlich zurück. Die Gelenke funktionierten wieder besser, und die Patienten fühlten sich rasch wohler. Sie mussten erheblich weniger Schmerzmedikamente einnehmen, viele Versuchsteilnehmer konnten sogar ganz auf Schmerzmittel verzichten.

In Bewegung kommen

Im Kapitel „Arthrose konservativ behandeln" wurde es schon ge-
sagt: Bewegung ist das A und O bei Arthrose. So werden in der
Bewegungstherapie, die Ihnen der Arzt verordnet, die Gelenke
unter professioneller Anleitung gezielt gestärkt und mobilisiert.
Es genügt jedoch nicht, einmal in der Woche zur Krankengymnastik zu gehen und die Übungen, die Sie dort lernen, hin und
wieder auch zu Hause machen. Um Ihre Gelenke so lange wie
möglich beweglich zu halten, ist es unumgänglich, dass Sie sich
regelmäßig und ausreichend bewegen. Warum das so wichtig ist
und wie Sie es angehen, erfahren Sie in diesem Kapitel.

Geschmeidige Gelenke durch Bewegung

Bewegung sorgt dafür, dass ausreichend Gelenkschmiere (Synovia) produziert und der Knorpel mit Nährstoffen versorgt wird.
Der Knorpel ist nicht an den Blutkreislauf angebunden, sondern
er wird über die Gelenkschmiere ernährt, die daher immens
wichtig für das Gelenk ist. Nur wenn der Knorpel gut ernährt
wird, bleibt er gesund. Wird das Gelenk längere Zeit nicht gefor-
dert, versiegt der Nachschub an Nährstoffen, es kommt zu einer
Mangelernährung. Der Knorpel wird mit der Zeit rau und spröde,
was den Verschleiß fördert. Das Gelenk wird schwergängig und
schmerzt. Das ist wie bei einem Scharnier, das genügend Öl
braucht, um glatt und geräuschlos zu funktionieren. Ohne Öl
quietscht es, lässt sich immer schwerer bewegen, es bilden sich
Roststellen und schließlich blockiert das Scharnier.

> **!**
>
> Bei jeder Bewegung
> gelangt nährstoff-
> reiche Schmiere in
> den Gelenkspalt.
> Bewegen Sie sich
> zu wenig, bekommt
> der Knorpel nicht
> genügend Nähr-
> stoffe.

Also sind Sie gefragt: Nur wenn Sie sich ausreichend bewegen,
sorgen Sie dafür, dass Ihre Gelenkknorpel genügend Nährstoffe
bekommen. Sitzen Sie den ganzen Tag auf dem Sofa, dann „ver-
hungert" Ihr Knorpelgewebe. Es wird vom Körper abgebaut, was
Sie immer unbeweglicher macht und außerdem Schmerzen verursacht.

Sie meinen, Ihre Schmerzen seien zu stark? Oder Sie finden, Sie seien zu alt, um jetzt mit Sport anzufangen? Das sind nur Ausreden. Langfristig wird die Bewegung die Schmerzen reduzieren. Und Ihre motorischen Grundfähigkeiten sind trainierbar, solange Sie leben. Egal wie gehandicapt Sie körperlich sind, es gibt immer eine Chance, durch ein adäquates Bewegungs- und Kräftigungsprogramm die verloren gegangenen Fähigkeiten wiederzuerlangen.

Schonung schadet!
Die Experten sind sich einig: Zu viel Schonung schadet dem Gelenk. Wird das Gelenk so oft wie möglich ruhiggestellt, führen schon kleine alltägliche Belastungen zu Mikroverletzungen des Gewebes und somit zu Schmerzen. Denn Muskeln und Sehnen sind zu schwach und können es nicht genügend stabilisieren. Diese unangenehme Erfahrung wiederum hindert den Patienten daran, sich ausreichend zu bewegen.

Die richtige Sportart finden

Für Arthrose-Patienten sind alle Sportarten mit runden Bewegungsabläufen geeignet, ideal ist ein Wechsel zwischen Ausdauer-, Dehn- und Kräftigungsübungen. Geeignet sind Ausdauersportarten und Gymnastik, nicht geeignet sind Sportarten, die ein plötzliches Stop and Go oder Sprünge erfordern, wie Squash, Tennis, Fußball, Handball, Volleyball, Inlineskaten oder Kampfsportarten.

Geeignete Sportarten

Welche Sportart für Sie geeignet ist, müssen Sie ausprobieren. Dies hängt von der Art Ihrer Arthrose ab, aber auch von Ihrer persönlichen Vorliebe. Folgende Sportarten sind bei Gelenkschmerzen grundsätzlich geeignet:

- Radfahren
- Gehen (Nordic Walking)
- Skilanglauf
- Tanzen
- Golfspielen
- Wandern in der Ebene
- Crosstrainer
- Schwimmen
- Wassergymnastik, Aquajogging und andere Sportarten im Wasser
- Moderates Krafttraining

Auch wenn Sie schon älter sind, können Sie von einem Kräftigungsprogramm profitieren!

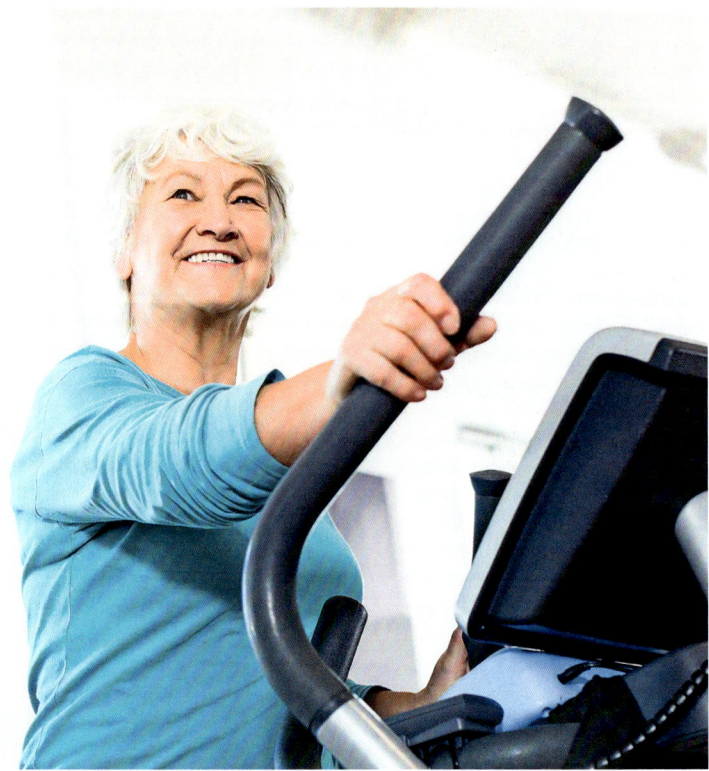

Beim Wandern sind die Stöcke sehr wichtig, die optimal eingestellt werden müssen. Sie sollten sie vor allem bergab nutzen. Knieschonend bergsteigen heißt: bergauf zu Fuß, runter mit der Seilbahn.

Auch beim Nordic-Walking müssen die Stöcke zu Ihnen passen. Die richtige Technik lernen Sie am besten in einem Kurs – vielleicht finden Sie dort sogar Gleichgesinnte, die regelmäßig mit Ihnen walken gehen.

Bei einer Hüftarthrose lässt sich das Bein nicht mehr gut nach hinten strecken, die Schritte werden kürzer, es zieht und schmerzt in der Leiste. Hier gilt: Die Ausrüstung prüfen und bei Bedarf anpassen. Die Bewegung sollte schmerzfrei sein. Wenn das Knie wehtut, entlasten Sie es kurz, zum Beispiel, indem Sie mit dem anderen Fuß auf einen Stein oder eine Stufe steigen und das betroffene Bein locker baumeln lassen.

!

Wenn Sie schon seit vielen Jahren joggen, reiten, kegeln oder Ski fahren und keine Probleme damit haben, können Sie das auch weiterhin tun.

Bewegung im Wasser ist für die meisten Arthrose-Patienten sehr angenehm, da die Gelenke nicht das ganze Körpergewicht tragen müssen. Hinzu kommt, dass dicke Gelenke im Wasser leichter abschwellen. Wählen Sie bitte eine Schwimmtechnik, die keine Schmerzen verursacht. Haben Sie zum Beispiel Probleme im Knie, kann Kraulen besser sein als Brustschwimmen.

Öffentliche Bäder, Volkshochschulen und Vereine bieten häufig verschiedene Bewegungskurse im Wasser an. Erkundigen Sie sich, was es bei Ihnen vor Ort gibt. Solche Kurse sind eine gute Ergänzung zum Schwimmen.

Radfahren ist für Arthrose-Patienten geradezu ideal. Sie bewegen sich, ohne die Gelenke zu belasten, dabei wird der ganze Körper sanft aktiviert. Bei einem geschwollenen Knie hilft eine Viertelstunde leichtes Radeln oft sogar besser als Kühlen oder Hochlegen. Generell sollten Sie leicht radeln, also die niedrigen Gänge bevorzugen.

!

Heimtrainer sind bei schlechtem Wetter eine sehr gute Alternative, sei es ein Ergometer oder ein Crosstrainier.

Wichtig ist die Einstellung des Rades: Die Rahmengröße muss für Sie passen, der Sattel muss die richtige Höhe haben, das heißt, wenn Sie aufrecht sitzen, sollte das gestreckte Bein die Pedale erreichen. Für eine entspannte Sitzhaltung sollte der Lenker höher sein als der Sattel. Wenn Sie sich unsicher sind, lassen Sie sich von einem Fachmann beraten.

Auch ein Pedelec kann helfen, insbesondere wenn Sie über wenig Kondition verfügen oder viele Steigungen zu bewältigen haben. Es ist immer noch besser mit elektrischer Unterstützung Rad zu fahren als gar nicht.

Joggen belastet die Gelenke etwa mit dem fünffachen Körpergewicht (vergleichbar mit Bergabwandern), beim Nordic Walking ist es nur das Dreifache. Haben Sie schon immer gejoggt und wol-

Radfahren ist für Arthrose-Patienten ideal!

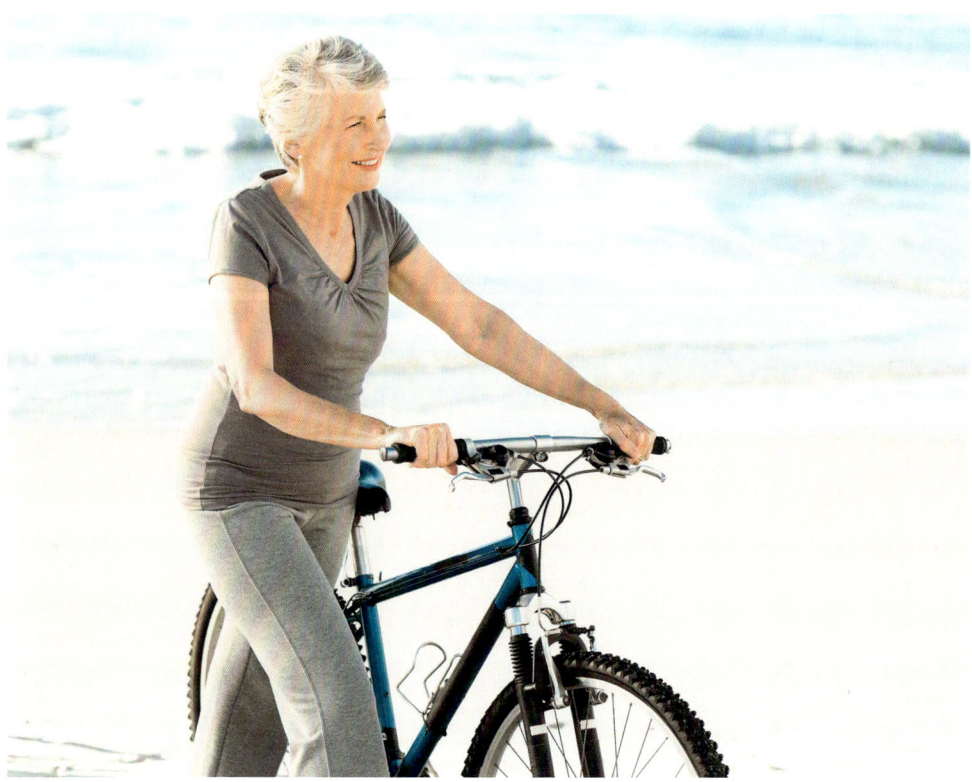

len damit nicht aufhören, dann sollten Sie darauf achten, nur noch auf weichen Böden zu joggen. Lassen Sie auch Ihren Laufstil überprüfen, dies ist in Sportgeschäften und Sportvereinen möglich und bei manchen Physiotherapeuten. Die Schuhe sollten zu Körperhaltung und Gangbild passen, zudem ist auf die optimale Dämpfung zu achten. Lassen Sie sich bei Joggingschuhen, aber auch bei Wander- und Walkingschuhen im Fachgeschäft beraten und Ihre Schuhe etwa mit dämpfenden Einlegesohlen ausstatten.

Bewegung soll Spaß machen

Bewegung ist gut, Schmerzen nicht. Wenn Sie beim oder nach dem Sport starke Beschwerden haben, sollten Sie mit Ihrem Arzt sprechen. Vielleicht war die Belastung zu hoch, oder die Sportart ist ungeeignet. Manchmal sind Medikamente sogar sinnvoll, um eine Schonhaltung auszuschließen. Es ist besser, ein Schmerzmittel zu nehmen und sich zu bewegen, als in Schonhaltung auf der Couch zu sitzen.

Ganz wichtig: Die Bewegung soll Spaß machen. Nur dann bleiben Sie auf Dauer dabei. Vielleicht können Sie sich mit Ihrem Partner oder mit Freunden zusammentun? Das hat neben dem Spaßfaktor noch weitere positive Effekte: Man rafft sich in der Regel leichter auf und die zwischenmenschlichen Kontakte tun der Seele gut. Das trifft auch für Sportkurse zu, ob im Schwimmbad, im Sportverein oder im Reha-Zentrum: In der Gruppe zu trainieren motiviert. Für solche Sportkurse trägt oft auch die Krankenkasse einen Teil der Kosten. Fragen Sie einfach mal nach!

Wenn Sie nicht schon immer Sport getrieben haben, lassen Sie am besten vorab Ihr Herz und Ihre Lunge auf ihre Leistungsfähigkeit und Belastbarkeit untersuchen. Generell sollten Sie beim Sport nicht zu stark schnaufen und auch nicht ganz außer Atem geraten.

!

Auch bei einem künstlichen Gelenk erhöht Bewegung dessen Haltbarkeit.

Spezielles Arthrosetraining

In vielen Städten gibt es inzwischen Rehazentren, die ein auf den Patienten abgestimmtes Training anbieten und mit entsprechenden Trainingsgeräten ausgestattet sind. Dort wird der Trainer sich mit Ihnen zusammensetzen und eine maßgeschneiderte Übungsauswahl zusammenstellen, die sich an Ihren Beschwerden und Bedürfnissen orientiert. Ein solches Training sollte immer ganzheitlich sein, mit dem Ziel, gestörte körperliche Funktionen wieder auszugleichen und zu stabilisieren, weitere Gelenkschäden vorzubeugen und ein gesundheitsbewusstes Verhalten zu fördern. Das Trainingsprogramm beinhaltet in der Regel:

- eine Aufwärmphase
- Übungen der Bewegungskoordination und Körperbalance: Schutz vor Sturz und Verletzungen
- Ausdauer- und Krafttraining: macht unempfindlich gegenüber Schmerzreizen
- Dehnübungen

Damit Bewegung wirklich hilft, darf selbstverständlich das Gelenk nicht entzündet oder gerötet sein. Auch bei einem Gelenkerguss ist kein Training möglich.

Wie oft trainieren?
Trainieren Sie mindestens zweimal pro Woche 30 bis 40 Minuten, damit haben Sie schon 80 % der Arthrosetherapie erledigt. Dabei sollten Sie lieber kürzer und häufiger aktiv sein, als sich einmal in der Woche fünf Stunden zu verausgaben.
Das Training beruht auf drei Prinzipien:
- Sie trainieren sanft.
- Sie trainieren mit einem guten Körpergefühl, das zwischen Gelenk- und Bewegungsschmerzen unterscheiden kann.
- Beim Training herrscht ein gutes Wechselspiel zwischen Belastung und Anpassung.

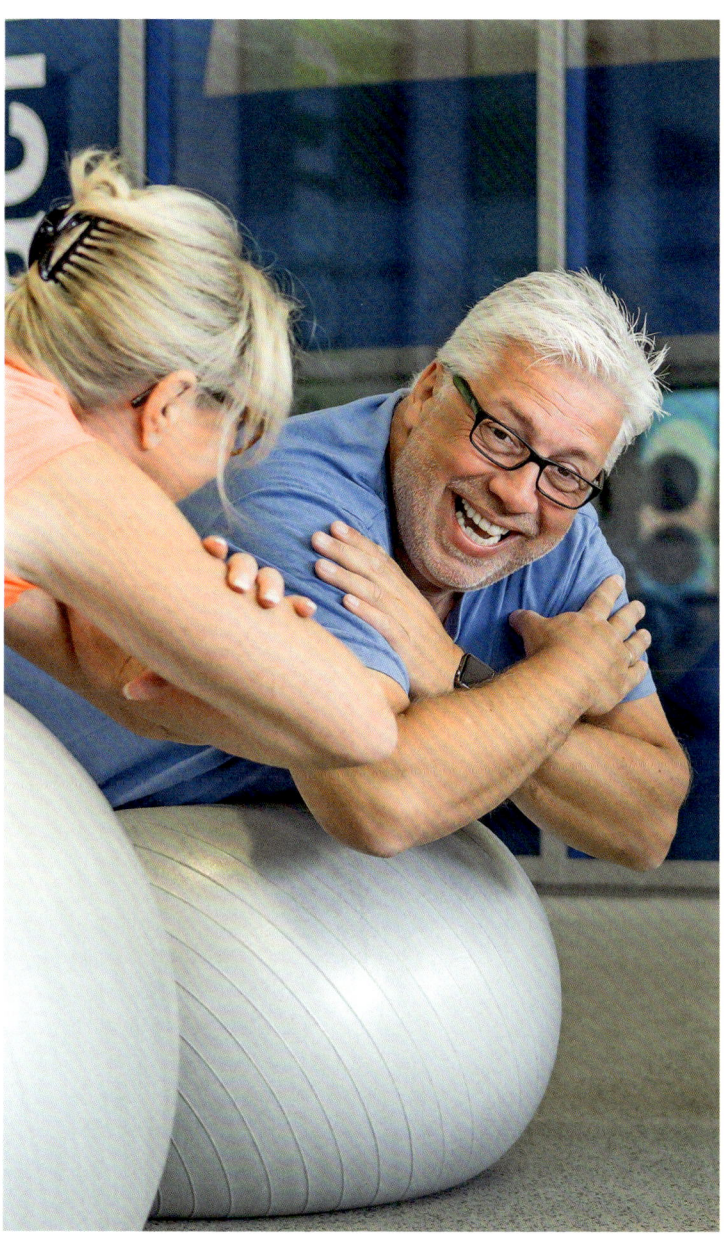

Wer im Team trainiert, rafft sich leichter auf!

Tai-Chi und Qigong für Beweglichkeit und Gelassenheit

Die asiatischen Bewegungsformen Tai-Chi und Qigong sind für Arthrose-Patienten sehr gut geeignet. Besonders ältere Menschen kommen mit diesen sanften, natürlichen Bewegungen gut zurecht. Sie gewinnen an Beweglichkeit, Geschicklichkeit und Standfestigkeit, sie fühlen sich körperlich aktiver. Bei beiden Systemen werden die Gelenke bei den sehr langsamen Bewegungen nur schonend belastet, was sie mit der Zeit kräftigt. Der Übende konzentriert sich auf die harmonischen Bewegungsabläufe sowie auf eine ruhige Atmung. Durch die Übungen und die bewusste Atmung soll die Lebensenergie (das Qi bzw. Chi) frei durch den Körper fließen, Blockaden werden aufgelöst. All dies führt zu einer sanften Kräftigung des Körpers und allgemein zu Gelassenheit und Ausgeglichenheit.

Zu Tai-Chi gibt es eine vergleichende Studie, in der die Wirkung von Tai-Chi und der Physiotherapie untersucht wird. 204 Patienten mit Kniegelenksarthrose wurden nach dem Zufallsprinzip entweder der Krankengymnastik oder Tai-Chi zugeordnet. Die Versuchsteilnehmer der Tai-Chi-Gruppe trainierten über einen Zeitraum von zwölf Wochen zweimal wöchentlich eine Stunde unter Anleitung von Tai-Chi-Lehrern. Zusätzlich sollten sie eigenständig üben. Die Physiotherapie-Gruppe bekam sechs Wochen lang zweimal wöchentlich 30 Minuten Physiotherapie bestehend aus Anwendungen mit der Hand (Massage, Dehnungen etc.) und Bewegungsübungen. Letztere sollten während des Behandlungszeitraums und im Anschluss daran viermal wöchentlich zu Hause geübt werden. Man beobachtete Schmerzintensität, Gelenkfunktion, Beweglichkeit und die psychische Verfassung der Teilnehmer zu Beginn der Studie und nach 12, 24 und 52 Wochen.

Das Ergebnis: Beide Therapieformen konnten die Gelenkschmerzen gleichermaßen reduzieren. Bei den Untersuchungsparametern Gelenkfunktion, Selbstwirksamkeit, Gehtest und

!

Auch für diese sanften Bewegungsformen gilt: Bei Entzündungen und starken Schmerzen soll nicht geübt werden.

psychische Faktoren deutete sich eine tendenziell bessere Wirksamkeit des Tai-Chi an. Schwerwiegende unerwünschte Nebenwirkungen traten in keiner der beiden Gruppen auf. Beide führten die Therapie zuverlässig durch und sie erwarteten auch einen Erfolg der jeweiligen Behandlung.

Tatsächlich hat Tai-Chi eine positive Wirkung nicht nur auf den Körper, sondern auch auf die Stimmung. Dazu kommt, dass es ein Training zur Sturzprävention darstellt, Herz-Kreislauf-Erkrankungen und Schlafstörungen reduziert sowie andere gesundheitliche Einschränkungen, die oftmals gleichzeitig bei älteren Menschen auftreten, positiv beeinflusst. Damit ist Tai-Chi mindestens so empfehlenswert wie Physiotherapie.

Tai-Chi ist dazu geeignet, Gelenkschmerzen zu reduzieren.

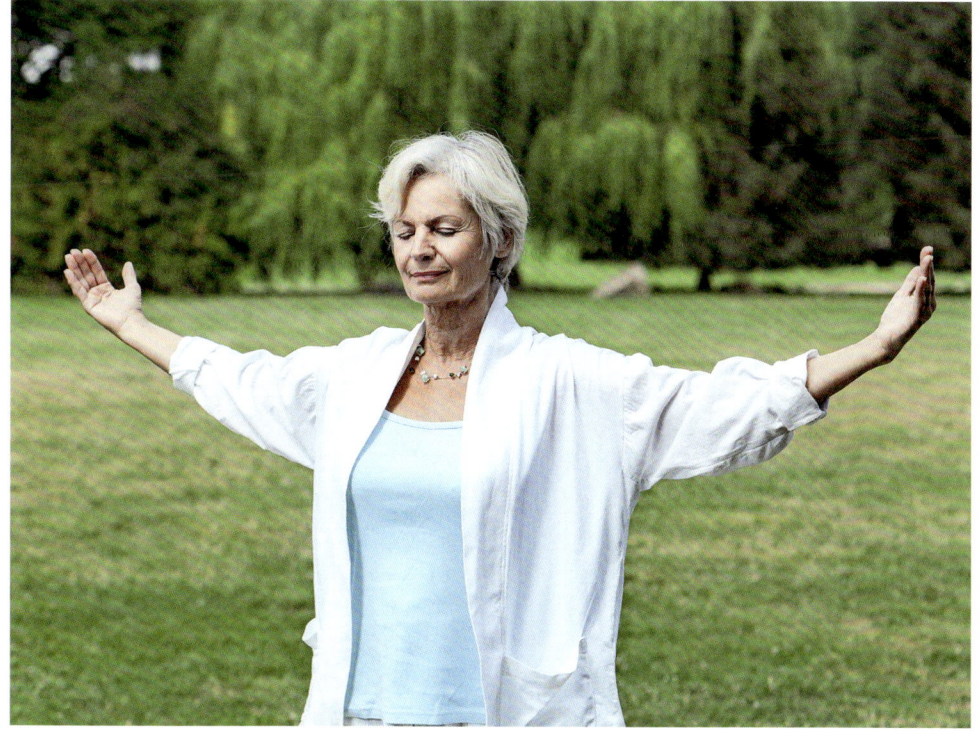

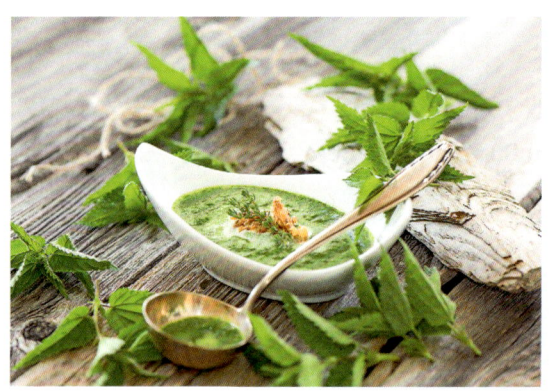

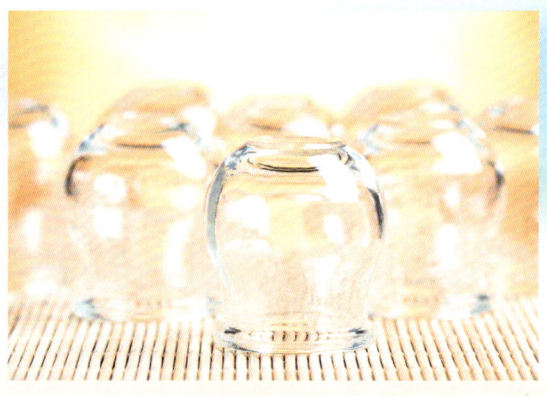

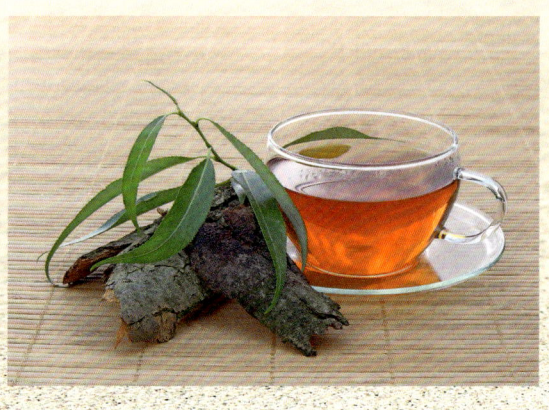

SANFTE HILFE FÜR DIE GELENKE

Eine Arthrose kann mit quälenden Schmerzen einhergehen, insbesondere wenn das Gelenk entzündet oder der Verschleiß schon weit vorangeschritten ist. Substanzen aus der Pflanzenheilkunde und bewährte Hausmittel bieten Therapiemöglichkeiten, die gute Alternativen zu konventionellen Medikamenten sein können.

Heilpflanzen gegen Arthrose

Starke Schmerzen, steife Gelenke – bei massiven Beschwerden greifen viele zu Schmerzmitteln. In Kapitel „Medikamente gegen Schmerzen" habe ich bereits darauf hingewiesen, dass die gängigen Schmerzmittel, die bei Arthrose verschrieben werden, zwar helfen, aber teilweise heftige Nebenwirkungen haben. Deshalb sollten sie allenfalls über einen kurzen Zeitraum und in möglichst niedriger Dosierung eingenommen werden. Dies betrifft ganz besonders Patienten, die bereits Herz-, Nieren- oder Magenprobleme haben. Sie sollten rezeptfreie Schmerzmittel auf gar keinen Fall auf eigene Faust anwenden, sondern vorher unbedingt Rücksprache mit dem Apotheker oder dem behandelnden Arzt halten.

!

Es gibt zahlreiche Heilpflanzen, deren Wirksamkeit nachgewiesen ist.

Die Naturheilkunde bietet eine breite Palette an Heilpflanzen, die Schmerzen und Entzündungen erfolgreich bekämpfen und deren Nebenwirkungen sich in Grenzen halten. Diese stelle ich Ihnen in diesem Kapitel vor.

Je nach dem Ausmaß der Beschwerden können Sie sie alleine einsetzen oder mit chemisch-synthetischen Arzneimitteln kombinieren. Letztere wirken oft schneller, daher können sie im akuten Fall sehr sinnvoll sein. Jedoch ist häufig eine Langzeittherapie erforderlich, und in diesem Fall sind die pflanzlichen Arzneimittel zu empfehlen. Ihre optimale Wirkung tritt erst nach ca. drei Wochen ein, dafür haben sie wenig oder gar keine Nebenwirkungen. Ist der Verschleiß so weit fortgeschritten, dass eine Operation unumgänglich ist, kann diese weder durch konventionelle noch durch pflanzliche Mittel verhindert werden. In diesem Fall ist nur eine Schmerzlinderung möglich.

Nützliche Infos

Die Zutaten und Präparate erhalten Sie in der Regel in der Apotheke, in Reformhäusern und Bioläden. Auch im Internet können Sie viele davon bestellen.

Für Tees verwenden Sie in der Regel getrocknete Heilpflanzen. Kaufen Sie diese im Reformhaus oder in der Apotheke, so können Sie sicher sein, dass die Qualität stimmt.

Die meisten Pflanzenauszüge gibt es als alkoholisch-wässrige Tinkturen in Tropfenform zum Einnehmen, oder als Trockenauszüge in Form von Tabletten, Dragees oder Kapseln. Zur äußerlichen Anwendung, also zum Auftragen auf das schmerzende Gelenk, stehen Salben, Cremes oder Gele zur Verfügung.

Heilpflanzen zur inneren Anwendung

Brennnesselkraut und -blätter

Die Inhaltsstoffe des Brennnesselkrauts (Urticae herba/-folium) und der Brennnesselblätter wirken harntreibend und antientzündlich, dafür sollten jedoch täglich die empfohlenen 2 Liter Flüssigkeit in Form von Wasser und Tee zugeführt werden. Brennnesseln beeinflussen chronisch-entzündliche Prozesse positiv. Bei Arthrose ist die Heilpflanze auf alle Fälle zu empfehlen. Nur bei Allergien gegenüber Brennnesseln, Ödemen infolge eingeschränkter Herz- und Nierentätigkeit oder bei empfohlener, reduzierter Flüssigkeitsaufnahme sollte man sie nicht anwenden.

Studie

Im Rahmen einer Studie an 110 Patienten mit Arthrose wurde das apothekenpflichtige Fertigpräparat Natulind® 600 mg – ein hoch dosierter Brennnesselblätterauszug – getestet. Die Patienten schluckten acht Wochen lang täglich zwei Tabletten. 61 Patienten nahmen nur diesen pflanzlichen Extrakt ein, 39 kombinierten ihn mit konventionellen Mitteln. Das Ergebnis: Nach vier Wochen gingen die Ruhe- und Bewegungsschmerzen um durchschnittlich 30 % zurück, nach acht Wochen waren die Ruheschmerzen um 54 % und die Bewegungsschmerzen um 57 % zurückgegangen. 21 der 37 Patienten, die gleichzeitig konventionelle Präparate eingenommen hatten, konnten diese Präparate um 25 bis 75 % reduzieren bzw. ein Patient konnte die konventionelle Therapie sogar absetzen. Dennoch erreichten sie einen zufriedenstellenden Rückgang der Beschwerden. 98 % der Patienten vertrugen das Präparat gut bis sehr gut.

Anwendung
Mittlere Tagesmenge: 8 bis 12 g
Frischpflanzensaft: Aufgrund ihres hohen Gehalts an wirksamen Inhaltsstoffen nimmt man von einem Frischpflanzensaft nur 3-mal täglich einen Esslöffel.
Teezubereitung: 1 TL fein geschnittenes Brennnesselkraut mit einer

Brennnesselkraut hat eine antientzündliche Wirkung.

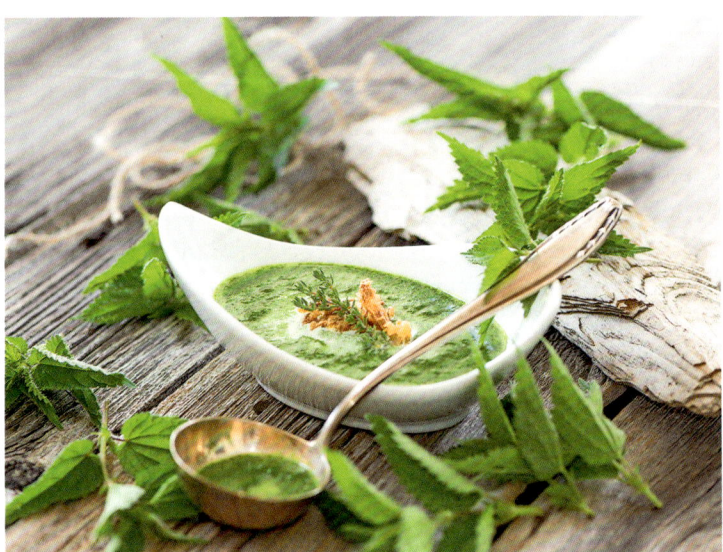

Tasse kochendem Wasser übergießen, etwa 20 Minuten ziehen lassen, abseihen. Davon mehrmals täglich eine Tasse heiß trinken.

Fertigpräparate: Für eine einfachere Dosierung sind Fertigpräparate erhältlich. Diese gibt es als Tabletten oder Kapseln. Darüber hinaus werden Präparate angeboten, in denen Brennnesseln mit Weidenrinde und Birkenblättern kombiniert sind.

Südafrikanische Teufelskrallenwurzel

Diese Pflanze ist in Süd- und Südwestafrika heimisch, in der dortigen Volksmedizin wird sie unter anderem als Schmerzmittel und gegen Rheuma verwendet. Die Inhaltsstoffe der Teufelskrallenwurzel (Harpagophyti radix) wirken unter anderem appetitanregend, entzündungshemmend, antiarthritisch und schwach schmerzlindernd. Sie sind extrem bitter. Eine Hemmung bestimmter entzündungsauslösender Gewebshormone (Prostaglandine) wurde experimentell nachgewiesen. Nicht anwenden sollte man die Wurzel bei Magen- und Zwöffingerdarmgeschwüren. Hat man Gallensteine bei Ihnen gefunden, sollten Sie vor der Anwendung einen Arzt fragen. In seltenen Fällen treten als Nebenwirkungen Übelkeit, Erbrechen, Durchfall, Kopfschmerzen und Schwindel auf. Auch Allergien sind selten, aber möglich.

Studien

Es gibt mehrere Studien, die mit dem wässrig-alkoholischen Auszug teufelskralle-Loges® (erhältlich nur in Apotheken) durchgeführt wurden. In einer Untersuchung an 46 Patienten mit aktivierter Hüftarthrose erhielten die Patienten 20 Wochen lang das Teufelskralle-Präparat. Verglichen wurde es mit Studienteilnehmern, die ein Scheinmedikament (Placebo) erhalten hatten. Zu Beginn durften die Patienten zusätzlich ein konventionelles, chemisches Präparat einnehmen, das in den letzten vier Wochen abgesetzt wurde. Bei starken Schmerzen durfte jederzeit ein konventionelles Präparat als Notfallmedikament verwendet werden.

Nach der Einnahme der Teufelskralle zeigte sich bei 70,8 % der Teilnehmer eine positive Wirkung, während es beim Placebo nur 40,9 % waren. Dieser Unterschied war deutlich. Bezüglich Steifigkeit und Funktionseinschränkungen konnte sich die Gruppe mit dem Teufelskrallenpräparat deutlich verbessern. Die Verträglichkeit des Präparats war gut.

In einer anderen Studie wurden 77 Kniegelenksarthrose-Patienten mit teufelskralle-Loges® behandelt. In der Phase, in der die halbe Dosierung des konventionellen Präparates eingenommen wurde, zeigte sich in der Teufelskrallen-Gruppe ein deutlich niedrigerer Verbrauch an Notfallmedikamenten.

In einer Anwendungsbeobachtung über acht Wochen mit 583 Patienten, die vor allem von Knie- und Hüftgelenksarthrose geplagt waren, erwies sich die Therapie mit teufelskralle-Loges® ebenfalls als wirksam. Nach vier und acht Wochen wurde ein mittlerer Rückgang der Schmerzintensität um 33,6 % bzw. 52,5 % und der Steifigkeit um 29,8 % bzw. 49,6 % festgestellt. Während der Behandlung mit dem Teufelskrallenpräparat verzichtete 61,4 % der Patienten auf die Einnahme eines konventionellen Präparats, 27,9 % reduzierten deren Dosis.

Anwendung

Mittlere Tagesmenge: 4,5 g Wurzel oder Auszüge daraus ermöglichen eine Zufuhr von 50 bis 100 mg des wichtigen Wirkstoffes Harpagosid sowie anderer wertvoller Inhaltsstoffe (Flavonoide).

Teezubereitung: 1 EL (ca. 4,5 g) fein geschnittene Teufelskrallenwurzel mit zwei Tassen kochendem Wasser übergießen, acht Stunden bei Raumtemperatur stehen lassen, dann abseihen. Diesen Tee abkochen und in drei Portionen über den Tag verteilt warm trinken, und zwar jeweils kurz vor den Mahlzeiten. Da die wirksamen Inhaltsstoffe der Wurzel gut wasserlöslich sind, ist der Tee zu empfehlen. Damit können die für eine Wirkung erforderlichen Mindestmengen durchaus erreicht werden. Mögen Sie es lieber süß, so haben Sie den Vorteil, dass die Wirkung sich durch Zucker nicht ändert.

Fertigpräparate: Bei den Fertigpräparaten handelt es sich vor allem um wässrige bzw. wässrig-alkoholische Auszüge, die beide gleich wirksam sind. Es gibt auch Trockenextrakte in Form von Tabletten, Kapseln und Dragees, die man bei Arthrose einsetzt. Wichtig ist, dass sie eine Tagesdosis von 30 bis 100 mg Harpagosid enthalten. Bei Anbietern außerhalb von Apotheken müssen Sie genau auf die Dosierung achten.

Weidenrinde

Die wirksamen Inhaltsstoffe gewinnt man meist aus den beiden Arten Silberweide und Purpurweide. Bereits in der Antike setzten Heilkundige die Weidenrinde (Salicis cortex) gegen Fieber und Schmerzen ein. 1828 isolierte man den zugehörigen Wirkstoff aus der Rinde: das Salizin. Zehn Jahre später stellten Chemiker daraus die Salicylsäure her, die damals bereits als schmerzlinderndes Mittel zum Einsatz kam und die heute eines der bekanntesten Schmerzmittel darstellt. Diese Salicylsäure aus Weidenrinde diente als Vorlage für die künstlich hergestellte Acetylsalicylsäure (ASS), die zur Gruppe der sogenannten nicht steroidalen Antirheumatika (NSAR) gehört.

Als pflanzliche Arzneiquelle dient auch heute noch die Rinde. Sie enthält unter anderem Salizin und Gerbstoffe, letztere verleihen ihr einen bitteren Geschmack. Wie bei natürlichen Substanzen üblich, variiert die genaue Zusammensetzung von Art zu Art. Für eine Wirkung müssen jedoch mindestens 1,5 % Salizin enthalten sein. Das Salizin wird durch die Darmflora in Salizylsäure umgewandelt und entfaltet so seine Wirkung.

Die Weidenrinde wird unter anderem bei Rückenschmerzen und Arthrose eingesetzt, ihre Inhaltsstoffe wirken fiebersenkend, schmerzreduzierend und antioxidativ. Diese Effekte fallen allerdings schwächer aus als beim konventionellen Schmerzpräparat und sie treten auch erst nach längerer Einnahme ein. Der Weidenrindenauszug wird gut vertragen, insbesondere gibt es normalerweise keine Nebenwirkungen. Bei einer Überempfindlichkeit bzw. Allergie gegen Salizylsäure sollten Sie jedoch vorsichtig sein, insbesondere bei Blutungsneigung. Auch für Kinder unter 12 Jahren sowie für Schwangere und Stillende ist die Weidenrinde nicht geeignet. Davon abgeraten wird auch, wenn man Atemwegserkrankungen hat, wie Asthma oder spastische Bronchitis. Hatten Sie in der Vergangenheit ein Magen- oder Darmgeschwür oder ist die Funktion Ihrer Niere eingeschränkt, sollten Sie vor Einnahme Ihren Arzt fragen.

Die Heilpflanze kann auch die Wirkung von blutgerinnungshemmenden und blutzuckersenkenden Mitteln verstärken. Dagegen kann die Wirkung von harntreibenden Mitteln (die sogenannten Diuretika, die man z. B. bei Bluthochdruck einsetzt) abgeschwächt werden. Während der Einnahme sollten Sie keinen Alkohol trinken und auch keine Kortisonpräparate einnehmen, ansonsten steigt das Risiko für Geschwüre im Magen-Darm-Trakt.

Anwendung

Mittlere Tagesmenge: Zu den Hauptwirkungen der Weidenrindenextrakte gehört die entzündungshemmende Wirkung. Dafür ist eine tägliche Menge von 60 bis 120 mg Salizin erforderlich. Bei einer Teezubereitung sind dafür etwa 8 bis 15 g Weidenrinde erforderlich. Am sichersten erhält man die Dosis über Fertigarzneien wie Dragees, Tabletten oder Kapseln, die man in Apotheken oder Reformhäusern bekommt.

Teezubereitung: 1 Teelöffel fein geschnittene Weidenrinde (entspricht ca. 1,5 g Weidenrinde) mit einer Tasse kochendem Wasser übergießen, ca. 20 Minuten ziehen lassen, dann abseihen. Von diesem Tee mehrmals täglich eine Tasse heiß trinken. Der Geschmack ist jedoch sehr gewöhnungsbedürftig. Wenn Sie ihn

!

Der Inhaltsstoff der Weidenrinde, die Salicylsäure, wird auch als Badezusatz empfohlen, sofern nicht gerade ein Schub vorliegt. Er ist als „Rheumabad" erhältlich.

nicht mögen, weichen Sie auf Fertigpräparate aus Weidenrinde aus.

Fertigpräparate: Fertigpräparate gibt es in Form von Dragees als Trockenauszug aus Weidenrinde, Hartkapseln, Lösungen und Tees. Es gibt auch Kombinationen mit anderen Heilkräutern wie zum Beispiel Birkenblättern oder Heisteria-Rinde.

Eine wirksame Kombination

Die Kombination von Auszügen aus Pappelrinde und -blättern, echtem Goldrutenkraut und Eschenrinde ist eine wirksame Alternative zu konventionellen Schmerzmitteln.

Die Pappelrinde enthält ähnliche Wirkstoffe wie die Weidenrinde. Es gibt sie ausschließlich in Form eines Fertigpräparats, dem Kombinationspräparat Phytodolor®. In Studien wurde bewiesen, dass die enthaltenen Pflanzenextrakte jeder für sich und in der Kombination schmerzlindernd sind, gegen Fieber helfen, entzündungshemmend und gegen die Ansammlung von Gewebswasser (antiödematös) wirken. Das Präparat hilft bei leichter bis mittelschwerer Arthrose.

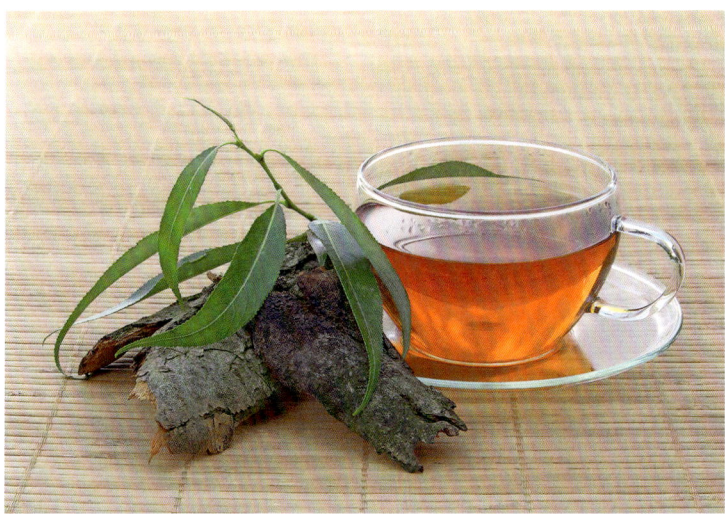

Weidenrindentee schmeckt ziemlich bitter – weichen Sie ggf. auf Dragees oder Lösungen aus.

Ingwerwurzel

Ingwer stammt aus Asien, Westafrika und der Karibik und wird dort traditionell als Gewürz- und Heilpflanze verwendet. Die Wurzel enthält entzündungshemmende Substanzen, dazu gehören die Salizylate, die sich unter anderem auch in der Weidenrinde befinden. Ingwerwurzeln (Zingiberis rhizoma) gibt es in Bioläden und manchen Supermärkten. Sie können sie frisch kaufen, aber auch als Pulver, in Kapseln oder als Öl. Studien haben gezeigt, dass Ingwer schmerzlindernd und beweglichkeitsfördernd wirkt – zwar nicht so stark wie ein konventionelles Schmerzmittel, aber dafür ohne Nebenwirkungen. Daher kann Ingwer für manche Arthrose-Patienten eine Alternative zu herkömmlichen Schmerzmitteln darstellen. Da Ingwer wie Weidenrinde Salicylate enthält, gelten für die Wurzel dieselben Einschränkungen wie bei der Weidenrinde. Ansonsten ist Ingwer in der Regel sehr gut verträglich.

Anwendung

Teezubereitung: Von einer frischen Ingwerwurzel ein paar dünne Scheiben abschneiden und mit kochendem Wasser übergießen. Etwa 10 Minuten oder auch länger ziehen lassen, dann abseihen und trinken. Alternativ übergießen Sie ca. 1 Teelöffel frisch geriebene Ingwerwurzel mit 150 ml kochendem Wasser. 10 Minuten ziehen lassen, abseihen und trinken. Anstelle der frischen Ingwerwurzel können Sie auch 1 Teelöffel getrocknete, zerkleinerte Ingwerwurzel verwenden. Von diesem Tee trinken Sie täglich drei bis fünf Tassen.

Avocado-Sojaöl-Präparate

In speziellen Anteilen von Avocado- und Sojabohnenöl fand man Inhaltsstoffe, die entzündungshemmend wirken und sogar das Knorpelwachstum fördern sollen. Die empfohlene tägliche Zufuhrmenge beträgt 300 bis 600 mg eines „unverseifbaren Avocado-/Sojabohnenöl-Extraktes" (ASU). Der Auszug sollte auf Phytosterole (Beta-Sitosterol, Campesterol und Stigmasterol) standardisiert sein. Letzteres ist wichtig, da ein hoher Gehalt an diesen Substanzen unter anderem die Bildung von gesundem Kollagen im Gelenkknorpel unterstützt. Außerdem wirken diese Substanzen entzündungshemmend, was die Gesundheit der Gelenke zusätzlich fördert. Vor allem Beta-Sitosterol gilt als äußerst wirkungsvoller Entzündungshemmer mit außerdem antioxidativen und schmerzlindernden Eigenschaften. Beta-Sitosterol und Stigmasterol hemmen auch die Bildung entzündungsfördernder Prostaglandine (Gewebshormone).

Das Präparat hat keine Nebenwirkungen, sieht man von seltenen allergischen Reaktionen ab. Vorsichtshalber sollten es Schwangere und Stillende nicht einnehmen. Ob die Avocado-Sojaöl-Präparate tatsächlich den Knorpelabbau der Arthrose bremsen, muss erst noch in weiteren Studien geklärt werden.

> **!**
>
> Avocado-Sojabohnen-Extrakt (ASU) mit einem hohen Gehalt an Phytosterolen ist im Internet erhältlich, zum Beispiel hier: shop.andavit.com.

Anwendung

Kapseln: Entsprechende Produkte werden in Kapselform angeboten. Sie werden eine Stunde vor den Mahlzeiten unzerkaut mit etwas Flüssigkeit eingenommen. Damit die Inhaltsstoffe gut aufgenommen werden, sollten Sie nicht gleichzeitig tierische Fette (z. B. Milch) zu sich nehmen.

> **Hinweise zur Anwendung der Heilpflanzen**
>
> Die hier beschriebenen Heilpflanzen können Sie ohne Bedenken anwenden, eventuelle Nebenwirkungen und Gegenanzeigen sind in den Texten beschrieben. Trotzdem ist es nicht sinnvoll, einen Tee über viele Monate hinweg zu trinken. Der Körper gewöhnt sich an die Inhaltsstoffe und die Wirkung bleibt aus.
>
> Daher ist es ratsam, Pausen in der Anwendung einzulegen bzw. abzuwechseln. Trinken Sie einen Tee sechs bis acht Wochen lang, dann pausieren Sie bzw. trinken über die nächsten sechs bis acht Wochen einen der anderen Heiltees.

!

Gele zum Auftragen haben zusätzlich einen kühlenden Effekt.

Heilpflanzen zur äußeren Anwendung

Es gibt eine Reihe von Heilkräutern, aus denen man Öle, Salben etc. anfertigen kann, um sie auf schmerzende Körperbereiche aufzulegen. Der Vorteil dieser Anwendungen ist, dass nur sehr geringe Mengen des Wirkstoffs in den Blutkreislauf gelangen, außer man behandelt großflächig. Das minimiert die Nebenwirkungen. Eine deutliche Wirkung bemerkt man am ehesten, wenn der Weg zwischen Hautoberfläche und Gelenkinnenraum relativ kurz ist, zum Beispiel bei Gelenkschmerzen der Hand.

Beinwellwurzel/-kraut/-blätter

Aus der Klosterheilkunde ist Beinwell (Symphyti radix, Folia oder Herba Symphyti) als mehrjährige, großblättrige, rau behaarte Pflanze bekannt. Die Pflanze wächst in Mitteleuropa und Westasien. Beinwell wirkt antientzündlich, schmerzreduzierend, örtlich reizlindernd und keimhemmend. Letzteres hat zur Folge, dass Bakterien und andere Organismen gehemmt werden, was Konservierungsmittel einspart. Die enthaltenen Schleimstoffe speichern die Wärme gut, deshalb sind Beinwellwurzelpasten für Packungen und Umschläge geeignet. Vorsichtshalber empfiehlt man, Beinwell nicht länger als vier bis sechs Wochen im Jahr anzuwenden, da möglicherweise eine Substanz enthalten ist, die die Leber schädigt. Dies gilt allerdings nur für die innere Anwendung. Da die gesundheitsschädlichen Substanzen nicht oder nur äußerst geringfügig über die Haut aufgenommen werden, ist die äußerliche Anwendung ungefährlich. Zudem sind in zugelassenen Beinwellzubereitungen die gesundheitsschädlichen Substanzen entfernt. Schwangere und Stillende sollten trotzdem vorsichtshalber ganz verzichten, ebenso Kinder unter zwei Jahren. Es versteht sich von selbst, dass man die Pflanze nur bei intakter Haut anwendet. Dann kennt man auch keine Neben- und Wechselwirkungen.

Anwendung

Salbe oder Gel: Beinwell gibt es als zerkleinertes Heilkraut, alkoholisch-wässrige Extrakte oder Frischpflanzenpresssäfte, aus denen man selbst Salben und Ähnliches herstellen kann. Für eine Salbe, Creme oder Gel eine wasserhaltige Salbe oder eine Basiscreme bzw. Basisgel Lederle mit 5 bis 10 % pulverisierten Beinwell mischen. Apotheken können dies herstellen, es gibt jedoch auch viele Fertigpräparate.

Beinwell in der Klosterheilkunde

Schwester Fidelis Happach stellt in ihrem Buch „Die Kraft der Klosterkräuter" folgende Beinwell-Rezepte vor:

Tinktur gegen Knochenschmerzen

2 Handvoll gründlich gereinigte und klein geschnittene Wurzeln des Beinwell in ein Glasgefäß geben. Dies mit 40%igem Korn so aufgießen, dass der Schnaps etwa 3 cm über der Wurzelmasse abschließt. Das Glas verschließen und an einem sonnigen Platz zwei Wochen stehen lassen. Die entstandene dunkle Flüssigkeit anschließend durch ein Leintuch filtern und in Fläschchen abfüllen. Schmerzende Gelenke mehrmals täglich mit der Tinktur einreiben.

Auflage gegen schmerzende Glieder

Frische Beinwellblätter überbrühen, in noch warmem Zustand auf die betroffenen Stellen legen und mit einem alten Strumpf oder einer Mullbinde fixieren. Wenn erforderlich, die Auflage nach 2–3 Stunden erneuern.

Cayennepfefferfrüchte

Die Inhaltsstoffe der Cayennepfefferfrüchte (Capsici fructus acer) wirken örtlich durchblutungsfördernd, schmerzlindernd, entzündungshemmend, kortisonähnlich und juckreizlindernd. Der wichtigste Wirkstoff ist das Capsaicin. An der Stelle, an der

!

Der wichtigste Wirkstoff der Cayennepfefferfrüchte ist das Capsaicin.

sie angewendet werden, erhöhen die Cayennepfefferfrüchte die Durchblutung, reduzieren die Schmerzen und die Entzündung. Sogar eine kortisonähnliche Wirkung sagt man ihnen nach. Auf geschädigte Haut darf man sie definitiv nicht aufbringen, ebensowenig auf Schleimhäute und die Region um die Augen herum. Auch wenn man auf Paprikazubereitungen empfindlich reagiert, sind sie nicht das Mittel der Wahl. Vorsichtshalber sollte man sich bei Pflasteranwendungen, die länger als vier Tage dauern, versichern, dass die Haut das Heilkraut auch verträgt. In der Zeit, in der Pfefferfrüchte angewand werden, sind Wärmebehandlungen nicht zu empfehlen. Denn wenn die Haut mit größeren Mengen von Capsaicin in Berührung kommt, werden die Nervenenden, die für den Empfang und die Weiterleitung von Schmerz- und Hitzereizen zuständig sind, empfindlicher. Es dauert vier bis sechs Wochen, bis der schmerztherapeutische Effekt eintritt und die Gelenkschmerzen nachlassen. Bei capsaicinhaltigen Wärmepflastern überwiegt der wärmende, durchblutungsfördernde Effekt.

Es gibt zahlreiche Studien zur Wirksamkeit von Capsaicin bei Arthrose. Bei vielen Patienten wurden die Schmerzen geringer.

Anwendung

Üblicherweise verwendet man die Cayennepfefferfrüchte in halbfesten Zubereitungen mit einem Gehalt von 0,02 bis 0,05 % Capsaicinoiden. In flüssigen Zubereitungen beträgt der Capsaicinoidgehalt 0,005 bis 0,01 %. Es gibt verschiedene Fertigpräparate in unterschiedlichen Dosierungen als Salbe, Creme, Gel oder Arzneipflaster.

Pflaster: Pflaster enthalten 10 bis 40 µg Capsaicinoide/cm². Länger als 2 Tage sollte man ein derartiges Pflaster nicht anwenden. Danach ist der Haut eine zweiwöchige Pause zu gönnen.

Tinktur: Die Tinktur (1:10 verdünnt) trägt mehrmals täglich auf den schmerzenden Gelenken auf und reibt sie ein.

Eine Kombination mit anderen pflanzlichen Wirkstoffen wie Campher ist sinnvoll. Auch hier gibt es Fertigpräparate als Flüssigkeit und als Schmerzpflaster.

Heublumen

Heublumen (Graminis flos) wirken durchblutungsfördernd, entzündungshemmend und schmerzlindend. Bei offenen Verletzungen, akuten rheumatischen Schüben und einer Gräserpollenallergie dürfen Heublumen nicht angewandt werden. Aufgrund einer Allergie könnte es auch zu entsprechenden Hautreaktionen kommen. Wechselwirkungen mit anderen Präparaten sind nicht bekannt.

Anwendung

Heublumensack: Eine übliche Anwendungsform ist der warme Heublumensack (Heublumenkissen). Dazu wird der Heublumensack mit Hilfe von Wasserdampf in einem Sieb über einem Topf oder im Backofen bei maximal 150 °C erhitzt. Der Sack darf das Wasser nicht berühren. Dann lässt man den Heublumensack auf ca. 40 °C abkühlen. Nach mehrmaligem Lüften gibt man ihn auf die betroffene Stelle, fixiert das Ganze mit einem Leintuch, umwickelt es mit einem Wolltuch und lässt ihn 40–50 Minuten liegen. Anschließend gönnen Sie sich 30 Minuten Bettruhe. Fertige Heublumensäcke gibt es in der Apotheke, Sie können sie aber auch selbst füllen. Wenn Sie die Heublumen nach der Anwendung sehr gut durchtrocknen lassen, können Sie den Sack mehrmals verwenden.

Handbad: Für ein Heublumenhandbad werden 1 Handvoll Heublumen mit 2–3 l kochendem Wasser überbrüht. 20 Minuten ziehen lassen und dann auf maximal 41 °C abkühlen lassen. Darin die Hände 10 Minuten baden, anschließend mit einer Beinwellzubereitung einreiben und Baumwollhandschuhe anziehen.

Weißer Senfsamen

Senfsamen (Sinapis albae semen) wirken antientzündlich und schmerzreduzierend. Sie sorgen außerdem dafür, dass sich Bakterien nicht vermehren. Dies ist gut für den Umschlag. Den weißen Senfsamen sollte man nicht länger als zwei Wochen anwenden, eine länger Zeitspanne kann zu einer Reizung von Nieren, Haut und Nerven führen. Generell sollte man ihn bei Nierenerkrankungen nicht anwenden. Auch für Kinder unter sechs Jahren ist er nicht zu empfehlen. Wechselwirkungen mit anderen Präparaten sind nicht bekannt.

Anwendung

!

Wechseln Sie die Senfsamenumschläge mit der Anwendung eines Heublumensacks ab.

Umschläge: Senfsamen werden nur äußerlich in Form von Breiumschlägen angewendet. 3–4 EL gemahlene Senfsamen mit etwas warmem Wasser zu einer breiartigen Konsistenz verrühren. Das Wasser darf nicht heiß sein, da dies die Enzyme zerstört. Den Brei auf eine Mullbinde streichen und dies auf die erkrankten Hautpartien legen. Den Umschlag 10–15 Minuten auf der Haut belassen, bei Kindern 5–10 Minuten. Reagiert man empfindlich auf die Senfsamen, die Anwendungszeit entsprechend verkürzen. Am besten man beginnt mit 3 Minuten und kontrolliert dann die Hautrötung. Maximal dreimal täglich durchführen.

Rosmarin

Die Inhaltsstoffe der Rosmarinblätter (Rosmarinus officinalis) wirken durchblutungsfördernd bei äußerer Anwendung, antientzündlich und schmerzreduzierend. Das Rosmarinöl unterdrückt die Freigabe von körpereigenem Noradrenalin (Hormon und Neurotransmitter, der Informationen zwischen Nervenzellen vermittelt) aus den Nervenzellen. Dadurch kommt es zu einer besseren Durchblutung und Unterdrückung der Schmerzweiterleitung. Nebenwirkungen und Wechselwirkungen sind keine bekannt, lediglich seltene allergische Reaktionen.

Anwendung

Rosmarinöl: Das Öl der Pflanze hilft gegen Gelenkschmerzen. Dafür gibt man 2 Handvoll Rosmarinnadeln in ein großes, sauberes Glas und gibt Olivenöl dazu, bis die Nadeln reichlich bedeckt sind. Dann das Glas luftdicht verschließen und für etwa 3 Wochen in die Sonne stellen. Zwischendurch immer wieder aufschütteln. Anschließend die Kräuter abseihen und das Öl abfüllen. Die von Schmerzen betroffenen Stellen mehrmals täglich einreiben, jedoch nicht am Abend, um Einschlafprobleme zu vermeiden. Rosmarinöl gibt es auch fertig zu kaufen, so das Bombastus Rosmarinöl. Sie erhalten es über Internet (z. B. bei http:// volksversand.de) und in der Apotheke.

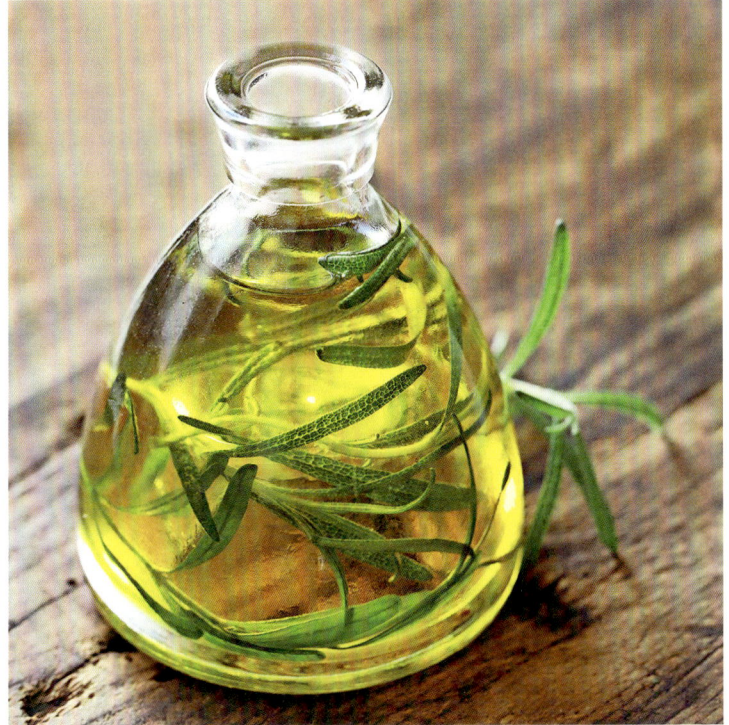

Rosmarinöl können Sie ganz einfach selbst herstellen.

Schwitzkur bei Arthrose

Bei Arthrose werden Überwärmungsbäder empfohlen, die mit schweißtreibenden Tees ergänzt werden. Dies können Sie zwei- bis dreimal wöchentlich durchführen, allerdings nicht bei akuten entzündlichen Schüben.

Überwärmungsbad

Sie nehmen ein Vollbad und beginnen mit einer Temperatur von 35 °C, die Sie innerhalb von 20 Minuten auf 40 °C steigern. Nach dem Bad trinken Sie einen schweißtreibenden Tee und ruhen sich 30 Minuten aus. Zum Abschluss duschen Sie sich kurz kühl ab.

Geeignete Badezusätze

- Pfefferminz- oder Minzöl. Beide haben einen kühlenden und örtlich betäubenden Effekt.
- Fichtennadelöl aufgrund seiner durchblutungsfördernden und entzündungshemmenden Wirkung.
- Weidenrinde und ätherisches Wintergrünöl bzw. Auszüge davon aufgrund ihrer entzündungshemmenden Wirkung.

Mischen Sie 250 ml Milch mit 50 ml Pflanzenöl und geben Sie ca. 10 Tropfen ätherisches Öl dazu. Diese Mischung geben Sie ins Badewasser, so kann sich das Öl gut verteilen.

Es gibt auch Fertigpräparate für Überwärmungsbäder, von denen Sie 15 ml auf ein Vollbad (täglich 10 Minuten) geben.

Schweißtreibende Tees

Schweißtreibender Tee für Kinder und Erwachsene

70 g Lindenblüten, 10 g Mädesüßblüten, 15 g Pfefferminzblätter und 5 g Pomeranzenschalen.

1 EL bzw. 1–2 TL dieser Mischung mit etwa 150 ml kochendem Wasser übergießen, 10 Minuten ziehen lassen, abseihen. Da der Tee recht gut schmeckt, ist er sehr gut für Kinder geeignet.

Hagebutte

Bei der Hagebutte (Rosa canina) handelt es sich um die Früchte der Heckenrose (Rosa canina). Über die Jahre hat sich das Hagebuttenpulver als sehr effektives Heilmittel gegen Gelenkschmerzen etabliert. Ihr regelmäßiger Verzehr hilft, die Mobilität – vor allem bei älteren Menschen – um 20 bis sogar 25 % zu erhöhen.

Studien

Es scheint, als würden Entzündungen der Gelenkschleimhaut bei der Entstehung von Arthrose eine entscheidende Rolle spielen. Während der Entzündung wandern Immunzellen, sogenannte Makrophagen, in die Gelenkschleimhaut ein und setzen spezielle Eiweiße, die Interleukine, frei. Man reizte nun menschliche Zellen, die Immunzellen in vielen Belangen ähneln, und beobachtete, ob das Heckenrosepulver die Entzündungsreaktion beeinflusst. Tatsächlich stellte sich heraus, dass einzelne Komponenten aus dem Hagebuttenpulver die Ausschüttung der vorher genannten Interleukine bis zu 85 % verringerten.

Eine dreimonatige Studie bestätigte die Empfehlung bei Arthrose: Chronische Schmerzen an Gelenken und Lendenwirbelsäule konnten durch ein Hagebuttenpräparat gelindert werden.

Anwendung

Studien empfehlen Hagebuttenpulver, Tee oder Öl über einen Zeitraum von mindestens drei Monaten einzunehmen, um die optimalen Effekte zu erreichen.

Pulver: Üblicherweise werden Hagebutten getrocknet und als Tee getrunken. Die beste Wirkung für unsere Gesundheit erhalten wir aber durch die Einnahme in Pulverform. Am besten gleich morgens in das Frühstück einrühren: Einfach einem Haferbrei Hagebuttenpulver aus Hagebuttensamen und -schalen zufügen (erhältlich im Reformhaus oder der Apotheke – auch in Bioqualität). In den ersten sechs Wochen 2 gehäufte Teelöffel und in den folgenden Wochen 1–2 gehäufte Teelöffel.

Heilpflanzen aus dem Regenwald zur inneren und äußeren Anwendung

Chuchuhuasi

Chuchuhuasi (Chuchuhuasa) ist ein großer kronenartiger Baum im Regenwald Amazoniens, der bis zu 30 m hoch wird. Sein indianischer Name bedeutet „zitternder Rücken" – ein deutlicher Hinweis auf die Verwendung: Rinde, Blätter und Wurzeln des Baums werden bereits seit langem als Spasmolytikum (entspannt die Muskeln) und als Heilmittel gegen Rückenschmerzen eingesetzt, aber auch bei Arthritis und Rheuma. Darüber hinaus wirkt es als Schmerzmittel und als immunulogisches Stimulans. In Kolumbien kocht der Stamm Siona kleine Rindenstücke in 2 l Wasser auf und lässt die Mischung bis auf die Hälfte einkochen. Dieser Sud wird zur Heilung von Arthritis und Rheuma eingesetzt. Als Nebenwirkung all dieser Wirkstoffe hat man bislang nur eine Allergie bei empfindlichen Personen entdeckt. Schwangere Frauen sollten das Heilkraut vorsichtshalber nicht verwenden.

!

Chuchuhuasi bekommen Sie zum Beispiel bei der Oro verde GmbH (Adresse siehe Seite 130).

Anwendung

Chuchuhasi ist in verschiedenen Zubereitungen im Internet zu bekommen, als Kapseln, Salben, Pulver. Die Anwendung richtet sich nach der Darreichungsform.

Zitronengras

Zitronengras kommt aus Südostasien, man findet die Pflanze aber auch in Australien und Südamerika. Die Art Cymbopogon citratus hilft gegen Blähungen und wirkt als Beruhigungsmittel, gegen Gelenkentzündungen (Arthritis) und Gelenkschmerzen. Das enthaltene ätherische Öl ist für den zitronenartigen Duft und Geschmack verantwortlich. Es kann bei einigen Menschen Hautreizungen auslösen, daher ist die Darreichung als Öl für Babys und Kinder ungeeignet. Auf alle Fälle sollte man den Kontakt mit den Augen vermeiden. Zitronengras ist speziell in der traditionellen indischen Medizin seit langem beliebt und bekannt. Entsprechend kann man es in indischen oder asiatischen Läden kaufen, inzwischen aber auch in der Gemüseabteilung eines gut sortierten Supermarkts.

Anwendung
Teezubereitung: 1 Teelöffel getrocknetes Zitronengras oder 1 Stängel frisches Gras mit 1 Tasse kochendem Wasser übergießen und ungefähr 15 Minuten ziehen lassen. Abseihen und heiß oder lauwarm genießen.

Lapacho

Lapacho (Tawari amarillo) findet man in manchen Bereichen der südamerikanischen Regenwälder. Zu dieser Gattung gehören viele hohe und herrlich blühende Bäume, die große und wunderschöne rote oder violette Blüten bekommen. Die englische Bezeichnung ist Lapacho, und unter diesem Namen ist die Pflanze bei uns bekannt – als Lapacho-Tee. Zu Heilzwecken wird nur die innere Rinde des Baumes, der Bast, verwendet. Sie fällt quasi als Abfallprodukt bei der Holzgewinnung an, dadurch kann der Tee zu geringen Preisen angeboten werden. Den Bast von Tawari setzt man unter anderem bei Gelenkentzündungen (Arthritis) und Rheuma ein. Seine Inhaltsstoffe wirken entzündungshemmend, tonisierend, schweißtreibend, schmerzstillend, beruhigend, blutdrucksenkend, keimtötend und harntreibend. Vorsicht ist nur angebracht, wenn man allergisch gegen Lapacho ist. Auch Schwangere sollten die Pflanze allenfalls äußerlich anwenden. Bei äußerlicher Anwendung (z. B. als Bad) gibt es bisher keine Gegenanzeigen.

Anwendung
Teezubereitung: 2 EL getrocknete Rinde mit 1 l Wasser vermischen, zum Kochen bringen und 20–25 Minuten sieden. Die Mi-

schung abkühlen lassen, dann abseihen und den Tee trinken. Die Oro verde GmbH (Adresse siehe Seite 130) vertreibt den Kräutertee aus der Pflanze. Man nimmt 5 bis 10 g pro l Wasser und trinkt täglich 600 bis 1000 ml.

Vollbad: Dafür benötigt man einen möglichst kräftigen Lapacho-Tee: 3 EL Lapacho in 1 l Wasser zum Kochen bringen und 15 Minuten bei geringer Hitze kochen. Anschließend den Tee 15 Minuten zugedeckt ziehen lassen. Den Tee abseihen und einen Schuss Schlagsahne zugeben, um der Haut etwas Gutes zu tun. Den Tee ins Badewasser geben. Die optimale Badetemperatur liegt bei etwa 34 °C. Dieses Lapachobad lockert die Muskulatur, lindert Schmerzen und regt die Hautdurchblutung an. Die Badezeit sollte maximal 20 Minuten betragen.

Katzenkralle

> **!**
>
> Den getrockneten und gemahlenen Bast erhalten Sie bei der Oro verde GmbH (Adresse siehe Seite 130) als Tee, Tabletten und Balsam.

Katzenkralle (auch Katzenkrallendorn; Uncaria tomentosa) gehört zu den sogenannten Wunderpflanzen, da sie nahezu unglaubliche Heilwirkungen hat. Una de gato – wie die Pflanze auch genannt wird – ist seit Jahrhunderten eine der wichtigsten Heilpflanzen der indigenen Bevölkerung Südamerikas. Sie enthält eine einzigartige Kombination chemischer Verbindungen, die bei der Anwendung heilend wirken und zugleich den Organismus schonen. Die Katzekralle wird unter anderem bei Arthritis, Rheuma, Immunschwäche, Gelenkbeutelentzündung und Fibromyalgie eingesetzt. Trotzdem gibt es einige Gegenanzeigen. So dürfen Präparate und Tees, die die Wirkstoffe der Pflanze enthalten, bei Organtransplantationen bzw. bei der gleichzeitigen Einnahme von Immunsuppressiva nicht verwendet werden. Ebenso sollte man bei Impfungen davon Abstand nehmen. Auch bei einer Heparinbehandlung sollte man vor Verwendung des Pflanzenpräparats mit dem Arzt sprechen. Da die Katzenkralle ganz offensichtlich den Blutdruck beeinflusst, sollte vor der Einnahme mit dem Arzt abgeklärt werden, ob noch andere Medikamente dieser Art verwendet werden dürfen. Eine Blutdruckkontrolle ist anzuraten. Auch mit Antazida (beeinflussen die Säurebildung im Magen) sollten Katzenkrallenpräparate nicht gleichzeitig eingenommen werden. Sollte man Durchfall durch die Anwendung bekommen: Dosis verringern.

Die Heilwirkung der Pflanze ist so beeindruckend, dass sich sogar die Weltgesundheitsorganisation (WHO) mit der Pflanze beschäftigte. Bereits im Mai 1994 fand unter ihrer Schirmherrschaft eine erste internationale Konferenz zum Thema Uncaria tomentosa statt. Tatsächlich stimuliert die Pflanze bzw. Auszüge davon das Immunsystem um fast 60 % und auch die anderen Wirkungen scheinen bewiesen. Die antioxidative Wirkung der Katzenkralle ist sogar 3,18-mal höher als diejenige von Vitamin C.

Studien

Nachgewiesen ist eine Stimulierung des Immunsystems bzw. zweier spezieller Arten weißer Blutkörperchen: der Granulozyten und Makrophagen.

Außerdem fand man in einem wässrigen Auszug der Pflanze die Hemmung des Transkriptionsfaktors NF-KappaB, der für die Entstehung entzündlicher Prozesse mitverantwortlich ist. Auch sogenannte Procyanidine und Chinovinsäureglykoside zeigen in Modellversuchen antientzündliche Wirkung. In Tierversuchen konnte man die entzündungshemmenden Eigenschaften eines Inhaltsstoffes zeigen.

Anwendung

Teezubereitung: 2 g Katzenkralle mit 1 l Wasser übergießen. Die Mischung 15–20 Minuten lang kochen und anschließend abseihen. Als traditionelles indigenes Rezept gilt: 5–10 g getrocknete Rinde (2–3 EL) mit 1 l Wasser vermischen, zum Kochen bringen, 20–25 Minuten kochen, abkühlen lassen, abseihen und trinken.

Alle Heilpflanzen in der Übersicht

WIRKUNG	HEILPFLANZE	BESONDERHEITEN
Innere Einnahme		
Schmerzlindernd, antientzündlich	Brennnesselkraut und -blätter	
Schmerzlindernd, entzündungshemmend, antiarthritisch	südafrikanische Teufelskrallenwurzel	
Schmerzlindernd, fiebersenkend, antioxidativ, entzündungshemmend	Weidenrinde	Damit konnte ein bekanntes konventionelles Schmerzmittel entwickelt werden
Schmerzlindernd, entzündungshemmend, antiödematös, antioxidativ, fiebersenkend	Kombination von Auszügen aus Pappelrinde und -blättern, echtem Goldrutenkraut und Eschenrinde	In Studien konnte sogar die synergistische (sich gegenseitig verstärkend) Wirkung der Inhaltsstoffe bewiesen werden
Entzündungshemmend, schmerzlindernd, beweglichkeitsfördernd	Ingwerwurzel	
Schmerzlindernd, entzündungshemmend, beweglichkeitsfördernd	Avocado-Sojaöl-Präparate	Sollen sogar das Knorpelwachstum fördern
Regenwaldpflanzen, innere und zum Teil äußerliche Anwendung		
schmerzlindernd, immunstimulierend, muskelentspannend	Chuchuhuasa	Wird von den Indigenen als Heilmittel gegen Rückenschmerzen und Arthritis eingesetzt
Antiarthritisch, schmerzlindernd	Zitronen- oder Lemongras	
Antiarthritisch, entzündungshemmend, schmerzstillend, Hautdurchblutung anregend als Bad	Tawari amarillo	Besser bekannt als Lapacho-Tee, hilft auch als Lapachobad

WIRKUNG	HEILPFLANZE	BESONDERHEITEN
Antientzündlich, antioxidativ, schmerzlindernd, immunstimulierend, antiarthritisch	Katzenkrallen-Dorn	Im Blickfeld der WHO (Weltgesundheitsorganisation), gilt als Wunderpflanze
Äußerliche Anwendung		
Entzündungshemmend, durchblutungsfördernd, schmerzlindernd, örtlich reiz-lindernd, wärmespeichernd	Beinwellwurzel/ -kraut/-blätter	Aufgrund seiner keim-hemmenden Wirkung kaum Konservierungsmittel erforderlich
Durchblutungsfördernd, schmerzlindernd, entzündungshemmend, juckreizlindernd	Cayennepfefferfrüchte	Sollen kortisonähnlich wirken, Wirkung wurde früher als „Hautreizmethode" bezeichnet
Entzündungshemmend, schmerzlindernd, durchblutungsfördernd	Heublumen	
Antientzündlich, schmerzreduzierend, durchblutungssteigernd	Weißer Senfsamen	Gehört ebenfalls zu den „Hautreizmethoden", keimhemmend, dadurch kaum Konservierungsmittel erforderlich
Durchblutungsfördernd, antientzündlich, schmerzreduzierend	Rosmarinöl	

Weitere Verfahren aus der Naturheilkunde

Professor Dr. Gustav J. Dobos ist Internist und Chefarzt der Klinik für Naturheilkunde und Integrative Medizin der Kliniken Essen-Mitte. Er erforscht mit seinem Team und in Zusammenarbeit mit Kolleginnen und Kollegen an anderen Kliniken, wie sich konventionelle Medizin und Naturheilverfahren zur Integrativen Medizin verbinden lassen. Zum Thema Arthrose sagt er: „Bei der Arthrose gibt es eine Vielzahl wirksamer Verfahren aus dem Bereich der Naturheilkunde: Blutegel, Akupunktur, Bewegungstherapien und Yoga." Nicht nur seiner Meinung nach sind bei Arthrose des Kniegelenks Wickel mit Kohlblättern so wirksam wie Schmerzgel. Im Folgenden finden Sie verschiedene Anwendungen aus der Naturheilkunde, die teilweise auch als Hausmittel bekannt sind.

Behandlung mit medizinischen Blutegeln

!

Eine Behandlung mit Blutegeln kann monatelang die Schmerzen lindern.

Das Ansetzen von Blutegeln ist eine sehr alte Therapie. Ob im alten Ägypten, in der traditionellen chinesischen Medizin, bei den Atzteken oder den alten Germanen – die Behandlung mit Blutegeln war ein fester Teil der Heilkunde. In der modernen Medizin verlor sie an Bedeutung, doch seit ein paar Jahrzehnten ist sie wieder auf dem Vormarsch. Sie werden bei verschiedenen Krankheiten eingesetzt, Gelenkerkrankungen sind einer der häufigsten Gründe für ihre Anwendung.

Eine Anwendung kann monatelang die Schmerzen lindern. Die Wirksamkeit der Behandlung wurde in mehreren Studien belegt. Wenn ein Arzt diese Methode empfiehlt und sie richtig angewendet wird, ist die Behandlung mit Blutegeln relativ nebenwirkungs- und risikoarm. Selbstverständlich sollten Sie sich nicht selbst mit den Tieren behandeln. Ohne Fachkraft, die sich mit der Methode auskennt, können Wundinfektionen, lang anhaltende Nachblutungen und allergische Reaktionen auftreten. Ungeeignet ist die Blutegeltherapie unter anderem für Menschen mit Blutgerinnungsstörungen, Magengeschwüren, Immunschwäche und bekannten Allergien. Für Kinder unter 14 Jahren und Schwangere ist die Methode ebenfalls nicht zu empfehlen.

Die Blutegel werden an gezielt gewählten Stellen angesetzt, dort beißen sie sich fest und saugen Blut. Dabei geben sie ihren Speichel ins Blut ab, der Enzyme wie Hirudin und Calin enthält, die die Gerinnung hemmen, die Blutgefäße weiten und sowohl Entzündungen als auch Schmerzen lindern. Das Gewebe wird gereinigt und von frischem Blut durchströmt. Die Behandlung selbst ist kaum schmerzhaft, sie ist nicht unangenehmer als ein Mückenstich.

Die Blutegel werden von geschultem Personal mit Hilfe einer Pinzette angesetzt. Die Behandlung dauert so lange, bis die Tiere spontan abfallen, das dauert im Schnitt zwischen 20 und 60 Minuten. Die Bisswunden bluten etwa 10 bis 12, selten bis zu 24 Stunden nach, was gewollt ist und dem „Waschen" der Wunde dient. Als Nebenwirkungen traten in Rahmen einer Studie Juckreiz, Rötung und Schwellung der behandelten Stellen auf, was sich jedoch in der Regel spätestens eine Woche nach der Behandlung deutlich besserte.

Noch ist unklar, welche speziellen Mechanismen die Wirksamkeit der Blutegelbehandlung vermitteln. Ein wichtiger Aspekt ist sicher die Fähigkeit des Blutegels, die Blutgerinnung zu beeinflussen. Dafür ist das in den Speicheldrüsen des Egels gebildete Hirudin verantwortlich, das inzwischen auch künstlich hergestellt werden kann.

Blutegel können bei verschiedenen Arthrosen erfolgreich eingesetzt werden: bei Arthrose im Schultergelenk, im Ellenbogengelenk, im Kniegelenk, im Sprunggelenk, in den verschiedenen Gelenken der Hand, der Finger sowie der Zehen.

!

Hirudin hat antientzündliche und gerinnungshemmende Effekte. Auf diese Weise sollen Schmerzen gelindert werden.

Studie zu Blutegeln

Eine Pilotstudie von der Carstens-Stiftung untersuchte, wie sich bei Kniearthrose die Behandlung mit Blutegeln auf das Schmerz-, Vibrations-, und Berührungsempfinden an dem betroffenen Gelenk auswirkt. Allerdings war die Teilnehmerzahl nicht besonders hoch: 42 Patienten zwischen 49 und 84 Jahren mit einer gesicherten Kniegelenksarthrose. Ärzte hatten die Therapie empfohlen.

An dem stärker schmerzenden Knie wurden im Bereich des schmerzhaften Gelenks drei bis fünf Blutegel angesetzt. Die Behandlung fand im Sitzen oder Liegen statt. Die schmerzenden Stellen waren in Absprache mit den Patienten zuvor von einem Arzt markiert worden.

Die Blutegel wurden von geschultem Personal mit Hilfe einer Pinzette angesetzt. Die Behandlung dauerte so lange, bis die Tiere spontan abfielen. Das dauerte im Schnitt zwischen 20 und 60 Minuten. Anschließend wurden die Bisswunden mit sterilen Tupfern abgedeckt und verbunden. Als Nebenwirkungen wurden

Die Wirksamkeit der Behandlung mit Blutegeln wurde in mehreren Studien belegt.

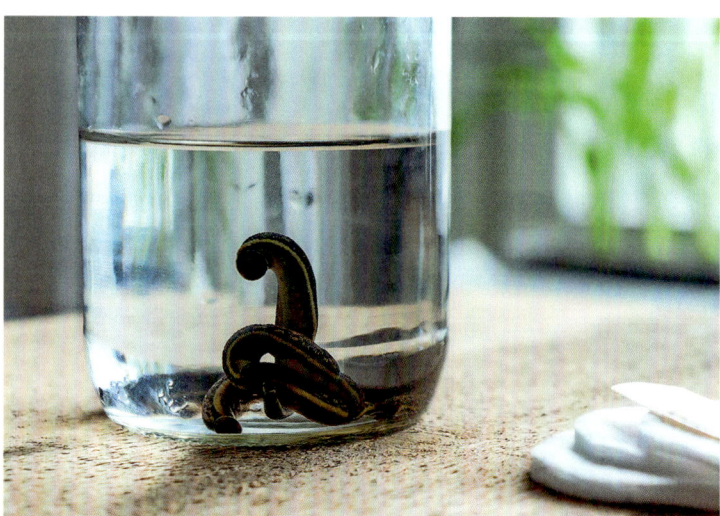

zum Teil starker Juckreiz, Rötung und Schwellung der behandelten Stellen beobachtet, die sich jedoch spätestens eine Woche nach der Behandlung deutlich besserten.

Als Ergebnis wurde festgestellt, dass es oberhalb der Kniescheibe und über dem Schmerzmaximum zu einer Abnahme der Berührungsschwelle kam, die am stärker schmerzenden Knie deutlicher ausgeprägt war als am weniger schmerzenden. Auch die Schmerzschwelle verringerte sich. Es kam zu einer deutlichen Besserung der Schmerzen.

Die Behandlung mit Blutegeln und das Schröpfen gehören zu den sogenannten ausleitenden Verfahren.

Schröpfen

Das Schröpfen ist ebenfalls ein sehr altes traditionelles Heilverfahren und wird heute vorwiegend von Heilpraktikern und naturheilkundlichen Ärzten durchgeführt.

Beim üblichen Schröpfen werden bauchige Glasgefäße oder Saugballons verwendet. Diese Schröpfgläser werden zuerst von

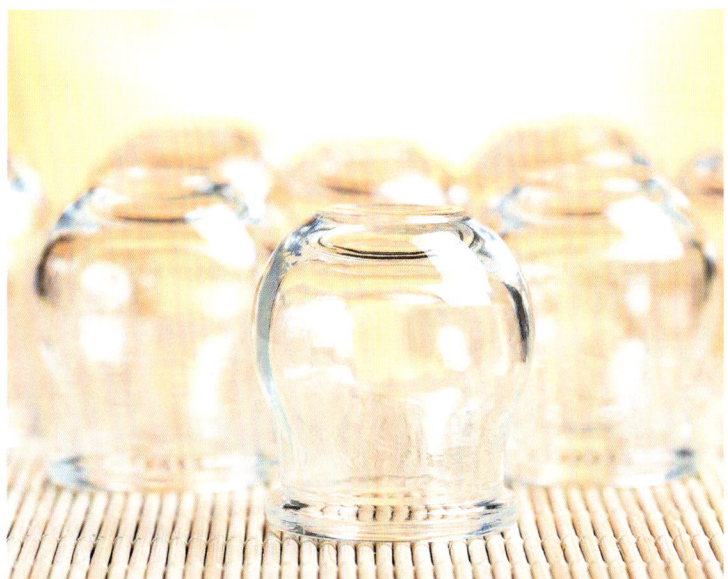

Schröpfen kann eine Alternative für Patienten sein, die Schmerzmittel nicht vertragen.

innen erhitzt, zum Beispiel indem man sie über eine Flamme hält oder einen alkoholgetränkten Wattebausch hineingibt und anzündet. Anschließend setzt man den warmen Schröpfkopf auf die befeuchtete Haut. Die heiße Luft im Inneren des Glasgefäßes kühlt ab, es entsteht ein Unterdruck, dadurch wird die Haut stark angesaugt. Diese Therapie dauert 10 bis 15 Minuten und kann schmerzhaft sein. Auch vorübergehende Blutergüsse sind möglich. Der Therapeut sollte geübt sein, damit es nicht zu Verbrennungen kommt.

Studie zum Schröpfen

Forscher der Charité – Universitätsmedizin Berlin zeigten, dass eine pulsierende Schröpfbehandlung Symptome bei Kniegelenksarthrose lindert. Dafür wurde ein Gerät verwendet, das in den Schröpfköpfen pulsierend ein Vakuum erzeugt. Anschließend wurden die Schröpfköpfe (aus elastischem Kunststoff mit Silikonrand) jeweils für 10 Minuten im unteren Rückenbereich und 5 Minuten auf dem betroffenen Kniegelenk angesetzt.

Die 21 Studienteilnehmer der Schröpf-Gruppe erhielten vier Wochen lang zweimal in der Woche eine Anwendung, insgesamt acht Sitzungen. Schmerzen, Steifheit des Gelenks, Beweglichkeit und Lebensqualität wurden nach vier und zwölf Wochen bewertet. Die Kontrollgruppe bestand aus 19 Teilnehmern und erhielt keine Anwendung. Zur Schmerzbehandlung war allen Teilnehmern Paracetamol erlaubt.

Das Ergebnis war überzeugend: Sowohl was die Schmerzen anbelangte, als auch in der Gesamtbeurteilung von Steifheit und Beweglichkeit sowie der körperliche Lebensqualität gab es in der Schröpf-Gruppe nach vier Wochen signifikante Verbesserungen, die zum Teil bis zu zwölf Wochen anhielten. Nach Abschluss der Studie gaben zehn Patienten der Schröpfgruppe an, ihre Symptome hätten sich gebessert, bei acht Patienten gab es keine Änderung und bei drei Patienten eine Verschlimmerung. In beiden

Gruppen war die Einnahme von Schmerzmitteln unverändert geblieben (im Schnitt zehn Tabletten in vier Wochen). Die Nebenwirkungen des Schröpf-Verfahrens wurden in der Studie als sehr gering beschrieben.

Abschließend kann man feststellen, dass die Ergebnisse vielversprechend sind. Das Schröpfen ist einfach anzuwenden, die Nebenwirkungen sind gering. Insbesondere für Patienten, die Probleme mit den starken Schmerzmitteln haben, ist diese Therapie eine gute Alternative.

Kohlwickel

Kohlwickel gehören zu den klassischen Anwendungen der Naturheilkunde bei Entzündungen, Prellungen, Schwellungen, bei Gelenkschmerzen und auch bei Arthrose.

Studie zu Kohlwickeln

Die Carstens-Stiftung förderte eine Studie der Kliniken Essen-Mitte, in der erstmals die Wirkung von Kohlblattauflagen bei Arthrose des Kniegelenks untersucht wurde. An der Studie nahmen 81 Patienten teil, die deutlich unter Kniearthrose litten. Sie erhielten nach zufälliger Einteilung in drei Gruppen vier Wochen lang täglich entweder einen Kohlwickel, der auf die betroffene Stelle aufgebracht wurde, oder ein konventionelles Diclofenac-haltiges Schmerzgel. Die dritte Gruppe wurde so weiterbehandelt wie zuvor.

Anschließend stellten die Wissenschaftler fest, dass sich die Schmerzintensität der Gruppe, die Kohlwickel angewendet hatte, im Vergleich zur Gruppe mit der üblichen Behandlung deutlich reduziert hatte. Nicht nur das: Sowohl die Beweglichkeit des Kniegelenks als auch die Lebensqualität der Patienten hatte sich verbessert, und zwar so nachhaltig, dass dies auch noch nach zwölf Wochen festgestellt wurde. Bei der Schmerzgel-Gruppe hatte sich die Schmerzintensität nach vier Wochen ebenfalls deut-

!

Kohlwickel lindern die Schmerzen, sorgen für eine bessere Beweglichkeit des Gelenks und insgesamt für eine höhere Lebensqualität.

lich reduziert, doch bei der Beurteilung der Beweglichkeit und der Lebensqualität lag die Kohlwickel-Gruppe vorne.

Die Wissenschaftler führen die Reduzierung der Schmerzen auf die entzündungshemmenden Inhaltsstoffe des Kohls zurück: Er enthält große Mengen an sekundären Pflanzenstoffen, wie Flavonoide und Glycosinolate. Das Schmerzgel wirkte zwar genauso gut, die Kohlwickel-Methode ist jedoch zu empfehlen als Begleitung einer konventionellen Behandlung oder aber bei Unverträglichkeit herkömmlicher Medikamente. Sie ist gut verträglich, einfach zu handhaben zu somit eine sehr praktikable Selbsthilfemaßnahme.

Rezept: Für Kohlwickel sind Weißkohl oder Wirsing mit großen saftigen Blättern am besten geeignet. Der Kohl sollte möglichst aus biologischem Anbau stammen und immer frisch sein.

Ein paar Blätter vom Kohlkopf ablösen, waschen und abtrocknen. Die dicken hervorstehenden Blattachsen herausschneiden, dann die Blätter auf ein Brett legen und mit dem Nudelholz oder mit einer Flasche walzen, bis Saft austritt. Die so bearbeiteten Blätter um das betroffene Gelenk wickeln und mit einem Verband fixieren. Den Wickel mindestens zwei Stunden lang oder über Nacht einwirken lassen.

Quarkwickel

Quarkwickel sind ebenfalls ein altes Hausmittel gegen Entzündungen sowie Schwellungen verschiedener Art und können auch bei Arthrose helfen. Sie wirken kühlend, indem sie dem Gelenk die Hitze entziehen, und entzündungshemmend. Wie viel Quark Sie brauchen, hängt davon ab, an welcher Stelle Sie den Wickel anlegen. Sie können den Quarkwickel mehrmals am Tag anlegen.

Rezept: 100–250 g kalten Magerquark in einem Sieb abtropfen lassen. Die Masse auf ein Baumwolltuch (z. B. Geschirrtuch) geben und einschlagen. Den Wickel um das betroffene Gelenk legen und einwirken lassen. Sobald der Wickel warm geworden ist

– jedoch spätestens nach 20 Minuten –, entfernen. Sie können den Quark auch direkt auf das betroffene Gelenk streichen, mit einer schmalen Mullbinde umwickeln und diese fixieren. Auch hier entfernen Sie den Wickel, wenn der kühlende Effekt nachgelassen hat, jedoch spätestens nach 20 Minuten.

Grünlippmuschelextrakt

Die Grünlippmuschel kommt ausschließlich in Neuseeland vor, dort wird sie auch gezüchtet und als Delikatesse verspeist. Sie enthält spezielle Eiweiße (Glukosamine), reichlich Mineralstoffe, wie Magnesium, Kalium und Kalzium, sowie viele gesunde Omega-3-Fettsäuren. Darunter wurden bisher unbekannte Omega-3-Fettsäuren mit deutlich entzündungshemmenden Eigenschaften gefunden, die auch bei Rheuma und Arthrose helfen sollen. Man vermutet, dass der gute Gesundheitszustand der neuseeländischen Bewohner, vor allem derjenigen, die an der Küste wohnen, auf den häufigen Genuss der Grünlippmuschel zurückzuführen ist. Auch eine Arthrose haben sie nur selten.

Die Grünlippmuschel soll entzündungshemmend und gelenkstärkend sein, darüber hinaus erhofft man sich von ihr eine gezielte Beeinflussung der Darmflora und damit eine positive Wirkung auf immunologische Erkrankungen.

Den Extrakt aus der Grünlippmuschel bekommen Sie in Apotheken und Drogerien als Nahrungsergänzungsmittel. Nebenwirkungen gibt es so gut wie keine, nur selten traten Magen-Darm-Probleme oder Allergien auf.

Wenn Sie sich dafür entscheiden, das Präparat zu testen, brauchen Sie Geduld: Es kann bis zu drei Monaten dauern, bis es wirkt. Ist dann aber keine Besserung eingetreten, hilft das Präparat bei Ihnen nicht, oder nicht in der verwendeten Konzentration.

!

Die Grünlippmuschel soll entzündungshemmend und gelenkstärkend sein.

Kollagen-Hydrolysat

Kollagen-Hydrolysat wird aus tierischem Kollagen gewonnen. Bei der Substanz handelt es sich um eine Gerüstsubstanz, ein Eiweiß, das für die Festigkeit und die Flexibilität des Bindegewebes in Mensch und Tier verantwortlich ist. Es dient auch dem Aufbau von Gelenkknorpeln. Sein Anteil am Körpereiweiß macht 25 bis 30 % des menschlichen Eiweiß aus.

Kollagen-Hydrolysate regen die Knorpelzellen des Körpers an, vermehrt Knorpelgewebe zu bilden. Deshalb werden sie zur Prävention und Therapie von Knorpelverschleiß in den Gelenken eingesetzt. Entzündungen werden mit dem Kollagen-Hydrolysat zurückgedrängt und folglich nehmen die damit verbundenen Schmerzen ab. Die Gelenkbeweglichkeit wird gefördert.

Beim Kollagen-Hydrolysat handelt es sich rein rechtlich um ein Lebensmittel, angeboten wird es als Nahrungsergänzungsmittel. Auch für Kosmetika wird es eingesetzt. Ein Vorteil des Produkts ist, dass es im Unterschied zu anderen Eiweißarten praktisch kein allergisches Potential aufweist. Bei Arthrose-Patienten soll es eine verbesserte Nährstoffversorgung der Gelenke sicherstellen und so den Wiederaufbau, Erhalt und die Regeneration von belastetem oder beschädigtem Knorpelgewebe ermöglichen. Dies soll sogar bei reiner Aufnahme über Pulver oder Tabletten möglich sein. In der Regel werden 10 g täglich eingenommen.

Weihrauch

Das aus dem Stamm des Weihrauchbaumes gewonnene Harz (Boswellia serrata und Boswllia carterii) enthält entzündungshemmende Substanzen. Diese machen Weihrauch als Arzneimittel unter anderem für die Therapie von Krankheiten wie Arthrose hochinteressant. Trotzdem ist Weihrauch in deutschen und anderen europäischen Apotheken kaum zu finden, während er in Indien schon seit Jahrtausenden beispielsweise in der ayurvedischen Medizin genutzt wird.

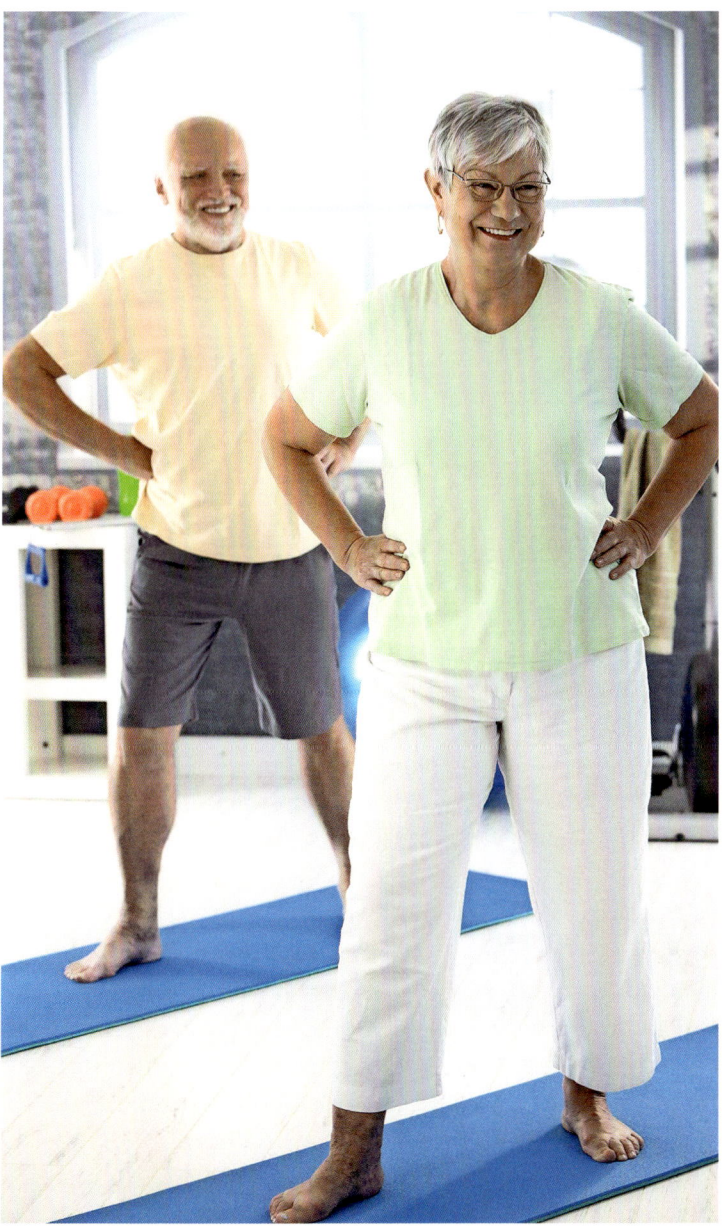

Die Einnahme von Kollagen-Hydrolysat fördert den Knopelaufbau – und damit Ihre Beweglichkeit!

Studien zu Weihrauch

Eine Studie aus dem Jahr 2003 untersuchte den Einfluss von Weihrauch auf Gelenkbeweglichkeit und Schmerzen bei Arthrose. 30 Patienten wurden in zwei Gruppen eingeteilt, eine Gruppe bekam ein Weihrauchpräparat, die andere ein Placebo. Weder die Teilnehmer noch die Ärzte wussten, wer welches Präparat bekam (Doppelblindstudie). Die Behandlungsdauer betrug acht Wochen, danach wurden die Gruppen für weitere acht Wochen getauscht. Das Ergebnis war positiv: Die mit Weihrauchextrakt behandelten Patienten hatten weniger Schmerzen, die Gelenke waren beweglicher, Schwellungen hatten sich zurückgebildet. Die Verträglichkeit war sehr gut, es traten lediglich vereinzelt leichte Magenprobleme auf.

Inzwischen liegen von deutschen Universitäten Studien zum Wirkmechanismus des Weihrauchs vor. Das Ergebnis stellt Prof. Dr. Oliver Werz von der Friedrich-Schiller-Universität Jena vor: „Boswelliasäuren interagieren mit verschiedenen Eiweißen, die an entzündlichen Reaktionen beteiligt sind." Insbesondere mit einem bestimmten Enzym, das für einen Entzündungsstoff verantwortlich ist, und zwar Prostaglandin E2, das bei der Entstehung von Fieber und Schmerzen eine entscheidende Rolle spielt. Laut Prof. Dr. Oliver Werz hemmen Boswelliasäuren dieses Enzym sehr wirkungsvoll und verringern so die Entzündungsreaktion. Damit kann Weihrauch gezielt in der Therapie von Entzündungserkrankungen eingesetzt werden.

Boswelliasäuren lassen auch weniger Nebenwirkungen erwarten, als heute gängige Entzündungshemmer, die zudem weniger spezifisch wirken, bei längerer Anwendung das Risiko für Magengeschwüre erhöhen und die Nierenfunktion beeinträchtigen. Nur bei einer bekannten Überempfindlichkeit gegenüber Salicylsäure sollte man vorsichtig sein. Auch Magen- und Darmbeschwerden sind bei wenigen Patienten möglich.

Anwendung: Als Tagesdosis werden für Erwachsene 1- bis 3-mal

!

Weihrauch kann gut mit Pappelrinde, echtem Goldrutenkraut und Eschenrinde kombiniert werden.

In Indien ist Weih-
rauchextrakt sogar
als Arzneimittel
zugelassen.

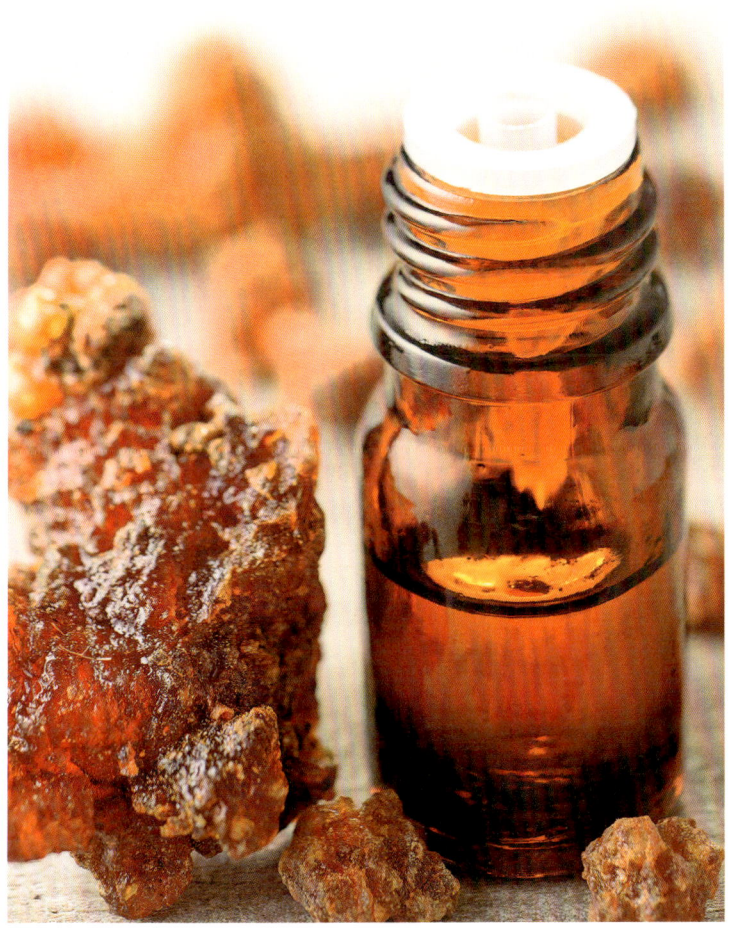

täglich 400 mg standardisierter Weihrauch-Trockenextrakt empfohlen. Dafür gibt es Fertigpräparate, zum Beispiel Weihrauch-
Kapseln 450 mg von ZeinPharma. Damit erhält man 450 mg
Weihrauchpulver-Extrakt pro Kapsel. Diese Präparate zeichnen
sich durch eine hohe Wirksamkeit aus. Es handelt sich zudem
um ein Produkt mit original indischem Boswellia-serrata-Extrakt.
Durch die hohe Konzentration an Inhaltsstoffen, die durch
einen aufwendigen Herstellungsprozess erreicht wird, reichen
zwei Weihrauch-Kapseln täglich aus, um die empfohlene
Tagesdosierung von 585 mg reinen Boswelliasäuren aufzunehmen.

Therapie im Radon-Heilstollen

Eine ganz spezielle Behandlung bei Arthrose ist die Radon-Therapie. Dabei halten sich die Patienten über einen gewissen Zeitraum in einem Radon-Heilstollen auf und inhalieren dort das
radioaktive Gas Radon.

Einer der Radon-Heilstollen liegt in Bad Gastein in Österreich.
Dort wurde beim Abbau von Gold und Silber zufällig entdeckt,
dass die natürliche Radonstrahlung des Gesteins eine positive
Wirkung auf die Gesundheit der im Bergbau Beschäftigten hatte.
Inzwischen ist belegt, dass diese Therapie gegen Schmerzen bei
Arthrose, entzündlichem Rheuma und Psoriasis-Arthritis gut
hilft. Ist der Patient medikamentös gut eingestellt, kann die Behandlung im Heilstollen sogar dazu führen, dass er Arzneimittel
reduzieren bzw. sogar ganz weglassen kann.

Die einzigartigen klimatischen Bedingungen im Gasteiner
Heilstollen haben einen entzündungshemmenden und lang anhaltenden schmerzlindernden Effekt. Zum einen ist die leicht
erhöhte Temperatur für den Arthrose-Patienten vorteilhaft, zum
anderen wirkt das Element Radon entzündungshemmend auf
den gesamten Bewegungsapparat. Eine Reihe wissenschaftlicher
Studien haben gezeigt, dass die Therapie einen günstigen Einfluss

auf immunologisch vermittelte Entzündungsprozesse hat. Es handelt sich also um eine kombinierte Hyperthermie-Radon-Inhalationstherapie mit zusätzlicher Hautbestrahlung bei hoher Luftfeuchtigkeit.

Besonders effektiv ist diese Behandlung bei schweren Krankheitsbildern, bei denen ein kontinuierliches Fortschreiten droht oder die mit stärkeren Schmerzen oder höheren Funktionseinschränkungen einhergehen.

Durch die leicht erhöhte Temperatur, der sogenannten leichten Hyperthermie, nehmen das Herzzeitvolumen und die Atemfrequenz zu, insgesamt wird der Stoffwechsel angeregt. Deshalb wird das Radon-Gas vom Körper besonders effektiv aufgenommen und durch die erhöhte Kreislauftätigkeit im Organismus wirksam verteilt. Die hohe Luftfeuchtigkeit, die ebenfalls eine erhebliche Anregung des Stoffwechsels bewirkt, ermöglicht eine höhere therapeutische Dosis des Radon-Gases, was einen stärkeren und länger anhaltenden Behandlungseffekt zur Folge hat.

Behandlung: Alles in allem dauert eine Behandlung im Heilstollen einschließlich Vorbereitung und Nachruhen etwa 3 bis 3,5 Stunden. Es werden Badebekleidung, Bademantel sowie Badeschuhe benötigt sowie ein Handtuch bzw. ein Badetuch.

Im Therapiebereich des Stollens angekommen, sind die positiven Einflüsse der milden Hyperthermie und der hohen Luftfeuchtigkeit bald zu spüren. Die Muskulatur entspannt sich, schmerzhafte Verkrampfungen sowie Verhärtungen lösen sich, man fühlt sich beweglicher. Diese positiven Effekte lassen sich durch die Kombination mit einer Bewegungstherapie und gezielten krankengymnastischen Behandlungen noch wesentlich steigern.

Die positiven Wirkungen – weniger Schmerzen und eine allgemeine Verbesserung des Befindens – halten bis zu vier Monate nach der Kur an. Anschließend nehmen die Beschwerden langsam wieder zu und die Patienten warten dann regelrecht auf die Wiederholung der Kur nach einem Jahr.

!

Bevor Sie eine Radon-Therapie machen, beraten Sie sich mit Ihrem Arzt. In einigen Zentren brauchen Sie ein Rezept von einem Badearzt vor Ort.

Gegenanzeigen: Bei hoher Krankheitsaktivität ist eine Heilstollen-kur nicht möglich. Ebenso ungeeignet ist sie während einer Schwangerschaft, bei unbehandelter oder unzureichend behandelter Schilddrüsenüberfunktion (Hyperthyreose), bei allen Erkrankungen, die mit einer stark eingeschränkten Belastbarkeit des Organismus einhergehen (z. B. schwere Herzerkrankungen) und definitiv nicht bei Krebserkrankungen. Wurde letztere jedoch wirksam behandelt, ist eine Heilstollenbehandlung nach einem Sicherheitsabstand von einem Jahr grundsätzlich möglich. Auch bei schweren Herz-Kreislauf-Erkrankungen, wie zum Beispiel Erkrankungen der Herzkranzgefäße, darf man diese Therapie nicht durchführen. Platzangst oder vergleichbare Angststörungen dürfen ebenfalls nicht sein.

Die Anwendung darf außerdem bei einer akuten Infektion nur nach ärztlicher Untersuchung – am besten nach Rücksprache mit den Ärzten des Gasteiner Heilstollens – durchgeführt werden. Auch für Kinder und Jugendliche ist die Behandlung ungeeignet.

Die Kosten der Radonanwendungen im Rahmen einer Kur werden von der gesetzlichen Krankenkasse übernommen. Voraussetzung ist eine entsprechende Indikation durch einen Arzt.

Nebenwirkungen: Da es sich bei Radon um ein radioaktives Gas handelt, stellt sich natürlich die Frage nach Nebenwirkungen. Radon ist ein sogenannter Alphastrahler und man weiß, dass Personal, das sich täglich lange Zeit in den radonhaltigen Stollen aufhielt, eine erhöhte Lungenkrebsrate aufweist. Bei einer Kurzzeit-Therapie im Stollen von jährlich zwei bis vier Wochen mit durchschnittlich zehn bis zwölf Einfahrten ist dieses Risiko vernachlässigbar klein. Eine Gefahr, andere Krebsarten als Lungenkrebs zu bekommen, kennt man für Radon nicht.

ANHANG

Hilfreiche Adressen

Deutsche Arthrose-Hilfe e. V.
Verein zur Bekämpfung der Arthrose-
krankheit
Neue-Welt-Straße 4–6
66740 Saarlouis
Tel. 06831 946677
E-Mail: service@arthrose.de
www.arthrose.de
Vierteljährlich erscheint die Zeitschrift
„Arthrose-Info".

Weiße Liste gemeinnützige GmbH
Carl-Bertelsmann-Straße 256
33311 Gütersloh
Tel. 030 319870500
www.weisse-liste.de/de/
Diese Liste hilft Ihnen den richtigen Arzt
und das entsprechende Krankenhaus zu
finden.

Kneipp-Bund e. V.
Adolf-Scholz-Allee 6–8
86825 Bad Wörishofen
Tel. 08247 30020
E-Mail: info@kneippbund.de
www.kneippbund.de
Wenn Sie in die Suchfunktion „Arthrose"
eingeben, sehen sie für Arthrose weitere
Behandlungsmöglichkeiten nach Pfarrer
Kneipp.

Oro Verde s r.o. (GmbH)
Petrohradská 7a
CZ 101 00 Praha 10
Tschechien
Tel. 0420 777 6151425
E-Mail Adresse: info@oroverde.cz
www.oroverde.cz
Die tschechische Handelsgesellschaft
„Oro verde GmbH" bietet über das
Internet Chuchuhuasi und andere
Regenwaldheilkräuter an.

Register

Abnehmen   68
– im Schlaf   70
Arthoskopie   47
Arthrose   20
– Behandlung   20
– Beschwerden im Überblick   17
– Diagnose   18
– Grenzen der Selbsthilfe   22
– Möglichkeiten der Selbsthilfe   21
– primäre   17
– Risikofaktoren   13
– sekundäre   17
– typische Beschwerden   15
– unterschiedlicher Verlauf   18
– Ursachen   13
– Verlauf   16
– vier Stadien   13
Arthrosetraining   84
arthrotisches Gelenk   12
Avocado-Sojaöl-Präparate   98

Bauchfett   67
Behandlungsplan   20
Beinwellwurzel/-kraut/-blätter   100
Bewegung   78
Bewegungstherapie   31
Biofeedback   41
Body-Mass-Index (BMI)   66
Brennnesselkraut und -blätter   91

Cayennepfefferfrüchte   101
Chuchuhuasi   108

Elektrotherapie   37
entlasten und stützen   28
entzündungshemmende Ernährung   52
Ergotherapie   32

Fastenmethoden   75

geeignete Lebensmittel   62
Gelenk   8
– allg.   8
– Aufbau   9
– geschwollen   28
Gelenkersatz   23
gelenkschonendes Verhalten   32
Gelenktypen   8
Gemüse   53
gesunde Ernährung   50
– Tagesplan   62
Gleichgewichtstraining   31
Grünlippmuschelextrakt   121

Hagebutte   107
Heilfasten   73
Heilpflanze, Übersicht   112
Heilpflanzen   90
– äußere Anwendung   100
– innere Anwendung   91
– Regenwald   108
Heublumen   103

Ingwerwurzel   98
Isometrische Übungen   39
Isometrisches Muskeltraining   38

Kältetherapie   34
Katzenkralle   110
Kohlwickel   119
Kollagen-Hydrolysat   122
konservative Behandlung   27
Koordinationstraining   31
Krafttraining   31
Krankengymnastik   31
künstliche Gelenke   24

Lapacho   109
Lebensmittel, Zusatzstoffe   65

Medikamente, rezeptfreie   43
medizinische Blutegel   114
Mineralstoffe   56
moderne Einlagen   28
Muskelaufbau   31

Naturheilkunde, Verfahren   114
Normalgewicht   65

Orthesen und Bandagen   29

Physiotherapie   30

Qigong   86
Quarkwickel   120

Radfahren   81
Radiosynoviorthese   45
Radon-Heilstollen   126
Rosmarin   104

Schmerzmittel   42
Schröpfen   117
Schwefelbäder   36
Sportart, die richtige finden   79
Spurenelemente   56
Südafrikanische Teufelskrallenwurzel   93

Tai-Chi   86
TENS   38
Tiefenwärme   34

Übergewicht   14
umstrittene Verfahren   47

Vitamine   56
Volumetrics   69

Wärmetherapie   33
Weidenrinde   95
Weihrauch   124
Weißer Senfsamen   104

Zitronengras   108

Heilende Kräfte aus der Natur

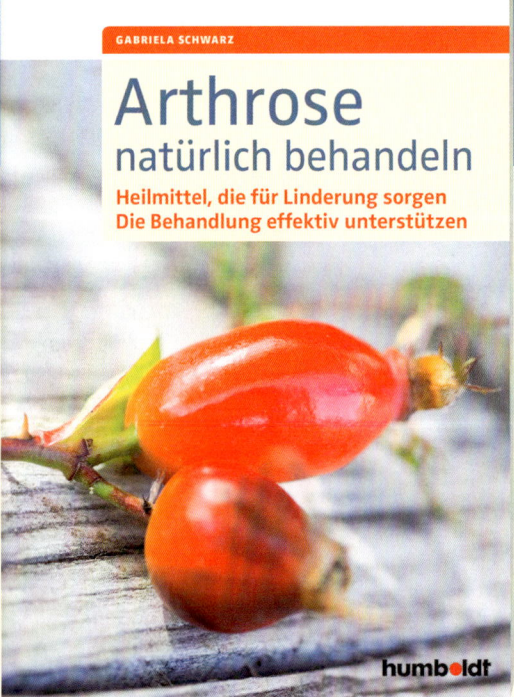

144 Seiten, 30 Farbfotos
15,5 x 21,0 cm, Broschur
ISBN 978-3-89993-895-1
€ 19,99 [D] / € 20,60 [A]

Dieser Ratgeber ist auch als eBook erhältlich.

Gabriela Schwarz
Arthrose natürlich behandeln

- Der natürliche Weg: Phyto-, Bewegungs- und Ernährungstherapie kombiniert mit Homöopathie und ätherischen Ölen

- Viele alltagstaugliche Tipps für mehr Lebensqualität: bewährte Hausmittel und geeignete Verfahren der Traditionellen Chinesischen Medizin

- Integrative Arthrosebehandlung: Das Buch unterstützt die Behandlung durch den Arzt

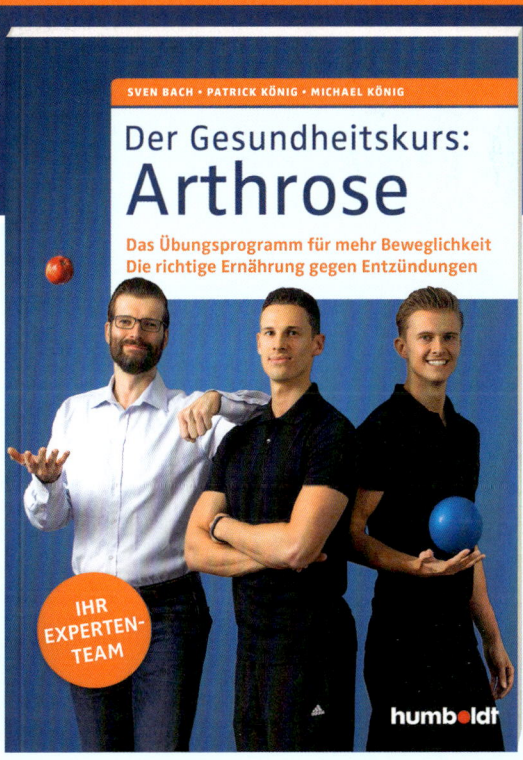
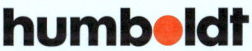

Gesund schmeckt lecker!

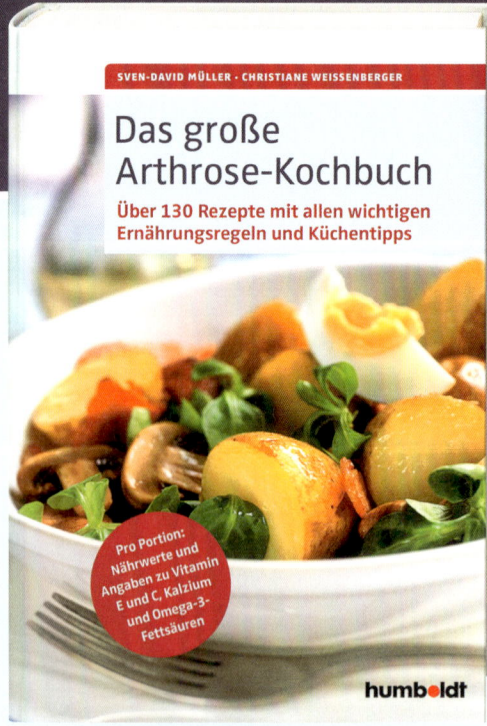

Sven-David Müller &
Christiane Weißenberger

Das große Arthrose-Kochbuch

- Bestsellerautor Sven-David Müller: über 5 Mio. verkaufte Bücher!

- Über 130 neue Rezepte, geeignet für die ganze Familie

- Auf Basis neuester wissenschaftlicher Erkenntnisse

- Mit allen wichtigen Nährwertangaben pro Portion

176 Seiten, 105 Farbfotos
17,0 x 24,0 cm, Hardcover
ISBN 978-3-89993-897-5
€ 26,99 [D] / € 27,80 [A]

Dieser Ratgeber ist auch als eBook erhältlich.

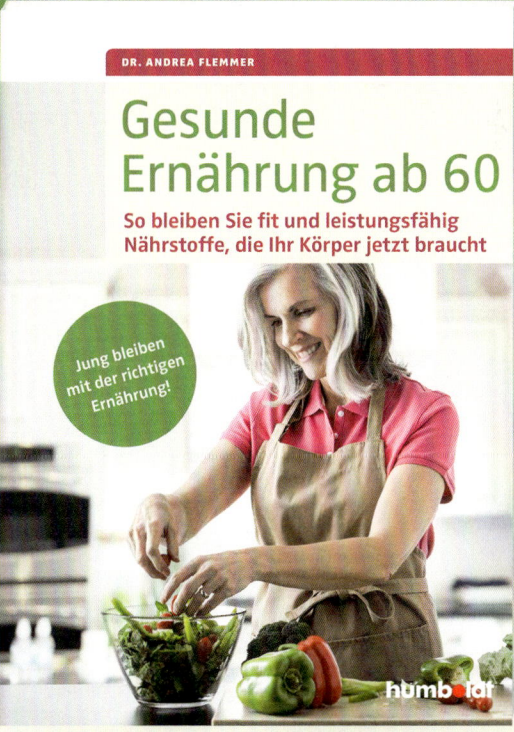
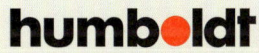

Bibliografische Information der Deutschen Nationalbibliothek
Die Deutsche Nationalbibliothek verzeichnet diese Publikation in der
deutschen Nationalbibliografie; detaillierte bibliografische Daten sind im
Internet über http://dnb.ddb.de/ abrufbar.

ISBN 978-3-86910-329-7 (Print)
ISBN 978-3-86910-348-8 (PDF)
ISBN 978-3-86910-349-5 (EPUB)

Fotos:
Titelfoto: shutterstock/sumroeng chinnapan; YamabikaY; Getty Images/Peter Cade
123rf.com: maridav: 6 (Mitte), 16; Wavebreak Media Ltd: 82; Monika Wisniewska: 88
(Mitte), 117; nyul: 123
Fotolia.com: magdal3na: 1, 2, 4, 6/7, 26/27, 48/49, 88/89, 136; Bilderzwerg: 6 (oben),
11, 14; JPC-PROD: 6 (unten), 22; Whyona: 19; zinkevych: 26 (oben), 31; RFBSIP: 26
(Mitte), 35; javiindy: 26 (unten), 37; js-photo: 29; Dan Race: 32; Siam: 43; irissca: 45;
dream79: 48 (oben), 55; PhotoSG: 48 (Mitte), 60; Kzenon: 48 (unten), 80; sonya-
kamoz: 52; lilechka75: 54; michaeljung: 72; katharinarau: 73; Picture-Factory: 85;
ASK-Fotografie: 87; Hetizia: 88 (oben), 92; LianeM: 88 (unten), 97; Barbara Pheby:
105; masterq: 116; amy_lv: 125;
iStockphoto.com: kai koehler: 24 (rechts)
Henker: 10
Zimmer.com: 24 (links)

© 2018 humboldt
Schlütersche Verlagsgesellschaft mbH & Co. KG
Hans-Böckler-Allee 7, 30173 Hannover
www.schluetersche.de
www.humboldt.de

Lektorat: Annette Gillich-Beltz, Essen
Layout: Groothuis, Lohfert, Consorten, Hamburg
Covergestaltung: semper smile Werbeagentur GmbH, München
Satz: Die Feder, Konzeption vor dem Druck GmbH, Wetzlar
Druck und Bindung: Grafisches Centrum Cuno GmbH & Co. KG, Calbe